Ursula von Maltzahn

Der Ausweg

Über die heilsame Natur der menschlichen Seele

Edition Rosa Sanat

Wichtiger Hinweis

Die Autorin hat diese Publikation nach bestem Wissen und Gewissen erstellt. Alle Angaben in dieser Publikation erfolgen dementsprechend nach bestem Wissen und Gewissen. Die Autorin übernimmt keinerlei Haftung für Personen-, Sach- oder Vermögensschäden, die aus der Anwendung der vorgestellten Materialien und/oder Methoden entstehen könnten. Ebenso übernimmt die Autorin keine Gewähr für Korrektheit, Vollständigkeit oder Qualität der in dieser Publikation bereitgestellten Informationen. Haftungsansprüche gegen die Autorin wegen Schäden materieller oder ideeller Art, die durch Nutzung oder Nichtnutzung der Informationen bzw. durch die Nutzung fehlerhafter und unvollständiger Informationen verursacht wurden, sind grundsätzlich ausgeschlossen.

1. Auflage
August 2007

Text & Lektorat: Ursula von Maltzahn
Illustration
der 10 Seelenbilder: Ursula von Maltzahn & Iris Helène
Layout: Pacher & Pacher Media

Printed in Germany

Die größte Entdeckung meines Lebens ist,
daß ich durch meine eigene Einstellung
mein Leben verändern kann.

Autor unbekannt

Inhalt

Prolog

Dieses Buch widme ich allen Menschen, die einen Ausweg aus Krankheit, Depression und der Sinnlosigkeit eines zur Routine erstarrten Lebens suchen. Es richtet sich an jeden Einzelnen, ungeachtet seiner Vorbildung, seines Alters, seines Berufes und seines gesellschaftlichen Status.
In einer modernen Welt des technischen Fortschritts, im Dschungel einer angstmachenden Ellbogengesellschaft, wo Rivalität und Machtkämpfe an der Tagesordnung sind, tritt der eigentliche innere Mensch mit seiner Würde in den Hintergrund und wird oft vergessen. Kinder, alte Menschen, körperlich und seelisch Behinderte werden misshandelt bzw. auch mit Überheblichkeit oder gar offener Missachtung betrachtet.
Das große Geschäft mit der Angst und Sehnsucht der Menschen boomt. Religiöse Sekten und der Glimmer der Konsumwelt versprechen Glück und die Erfüllung aller Träume. Menschen geraten in Abhängigkeiten und werden in vielen Lebensbereichen mehr oder weniger subtil versklavt. Jedoch bleibt die Erfüllung der eigentlichen, sehr existentiellen Bedürfnisse des Menschen nach Liebe, Achtung und Schutz gänzlich auf der Strecke. Je weniger diese natürlichen Grundbedürfnisse befriedigt werden, umso größer ist die Sucht nach Ersatzbefriedigungen (zum Beispiel Konsum-, Ess- oder Prestigesucht), die wie Drogen vorübergehend entlasten, tatsächlich jedoch die Seele des Menschen auszehren. Selbst sich dessen bewusste und gebildete Menschen können nicht aus diesem Kreislauf der Selbstzerstörung und inneren Sinnentleerung aussteigen. Warum?

Der Mensch ist als physiologische Frühgeburt existentiell auf die Fürsorge und Zuwendung der Eltern oder auch Bezugspersonen angewiesen. René Spitz, ein österreichisch- amerikanischer Psychoanalytiker und Wegbereiter der Säuglingsforschung und Entwicklungspsychologie, hat schon 1935 nachgewiesen, dass Babys, die, ohne liebevolle Berührung und emotionale Zuwendung, nur gefüttert und gewickelt werden, schwere psychische Störungen wie Hospitalismus oder Depressionen entwickeln, die sogar zum Tode führen können. Auch die heutige Psychoanalyse und andere psychotherapeutische Richtungen belegen die unabänderliche Abhängigkeit und Macht von Beziehung und Prägungen in der Kindheit, die das spätere Leben des Menschen bestimmen und beherrschen.

Einleitung

In jedem von uns ruht ein wunderbares, positives und heilendes Potential, das wissenschaftlich bisher nicht zu erfassen ist. Es ist der Lebenskern eines jeden Menschen. Kann er sich, seiner individuellen Natur gemäß entfalten, so wird er zur Quelle von Liebe, Lebensfreude, Inspiration, Kreativität, Weisheit und sogar auch von Heilung. Dieser innere Reichtum führt automatisch zu einer optimistischen und friedvollen inneren Haltung zu sich selbst und dem Leben gegenüber.
Denken wir nur einmal an die große Lebenslust der kleinen Kinder, ihre Neugierde auf das Leben und an das Strahlen ihrer Augen. Aus diesen Kindern werden Erwachsene, die sich privat und auch beruflich ein erfülltes Leben aufbauen und Konflikte und Lebenskrisen konstruktiv meistern können. Wohlwollende Toleranz, Interesse, Mitgefühl und Hilfsbereitschaft, sowohl anderen Menschen, als auch Tieren gegenüber, sind eine natürliche Grundhaltung.
Durch tiefe Verletzungen und große Entbehrungen in der Kindheit geht dieser Zauber Schritt für Schritt verloren. Die ursprüngliche Lebensfreude und Unbeschwertheit verwandelt sich in Angst, Schmerz und Misstrauen. Lern- und Konzentrationsstörungen, Stottern, Bettnässen, Hypermotorik oder auch die Neigung zu Gewalt, Stehlen, Lügen etc. bei Kindern und Jugendlichen sind Ausdruck dieser Not. Wird diese nicht rechtzeitig verstanden und durch Hilfe und Trost aufgelöst, ist der innere Rückzug als Selbstschutzmaßnahme unvermeidlich.
Unterschiedlichste Über- Lebensmuster werden aufgebaut, um weitere Verletzungen und bedrohliche Situa-

tionen zu vermeiden und gleichzeitig den Bezug zur Familie und der sozialen Umwelt zu erhalten. Es kommt buchstäblich zu einer inneren Verzerrung und Verdunkelung, die sich durch chronische Unzufriedenheit, Schmerz, innere Leere, Sinnlosigkeit, Depressionen, Gewalt, Süchte und auch seelische und körperlichen Erkrankungen bishin zum Krebs ausdrückt.
Einen scheinbaren Ausweg und vorübergehende Besänftigung bieten die zahlreichen Gesellschaftsdrogen, wie z.B. Zigaretten, Alkohol, Fernseh-, Computer-, Ess- oder Arbeitssucht, Prestige und Statussymbole. Das Streben nach Anerkennung und Macht ist der verzweifelte Versuch, sich von der inneren Not zu befreien.

Die Zerrissenheit zwischen der wahren, inneren Natur des Menschen und den künstlich erzeugten Masken und Lebensrollen gärt und wächst im Inneren wie eine Zeitbombe. Je größer die erlebte Not und Entbehrung eines Menschen ist, umso explosiver ist der Druck, der sich entweder nach innen gegen den Menschen selbst richtet oder im Äußeren, in Form von Gewalt und Machtmissbrauch ein Ventil findet.
Der innerste Lebenskern des Menschen ist trotz aller Verletzungen niemals zerstörbar! Er bleibt seiner Natur gemäß heil und positiv. Fast unglaublich aber wahr. Er muss wieder gefunden und von all dem, was ihn verdeckt und verzerrt hat, befreit werden. Es ist ein großartiger und lohnender Weg, diesen inneren Schatz zu suchen und wieder zu finden.
Viele Märchen, zum Beispiel von Schneewittchen, Aschenputtel und Dornröschen, beschreiben den Zustand der reinen, schlafenden Seele, die durch die

wahre Liebe des Prinzen von der *bösen Macht* wieder befreit wird und glücklich weiterleben kann. Die Märchen zeigen seit alters her, dass die menschliche Seele (die schöne Prinzessin), die ihrer Natur nach absolut gut, hoheitsvoll und liebenswert ist, durch den bösen Zauber der Hexe oder Fee nur schläft - und durch die wahre, bedingungslose Liebe (dem Prinzen) wieder befreit und lebendig wird. Die Faszination dieser alten Märchen ist seit Urzeiten für Kinder und Erwachsene erhalten geblieben, denn sie beinhalten einen Schlüssel zum Wiederfinden und Befreien des unzerstörbaren guten Seelenkerns in uns allen.
Ich selbst fand diesen Weg und einen *goldenen Zauberschlüssel* zu meiner inneren Schatzkammer, auch Lebensquelle genannt, durch die Heilungserfahrung meiner Brustkrebserkrankung 1998, sowie durch meine langjährige psychotherapeutische Ausbildung und Berufstätigkeit.
Mir ist es eine Herzensangelegenheit, diesen wunderbaren *Zauberschlüssel*, den ich durch die von mir entwickelte ILIOS – Methode sichtbar gemacht habe, einer größeren Öffentlichkeit zugänglich zu machen. Ich wünsche mir sehr, dass ihn so viele Menschen wie nur möglich zu einem liebevolleren und erfüllten Leben für sich und andere einsetzen und weitergeben.
An dieser Stelle möchte ich allen danken, die mir während meiner Krebserkrankung mit viel Liebe, Engagement und Einfühlung geholfen haben, meine innere Lebensquelle zu befreien, die nicht nur meinen bösartigen Tumor heilte, sondern auch mein gesamtes Leben total veränderte. Ich fühle mich heute gesünder und lebendiger als je zuvor.

Wie ich den Schlüssel zur größten Schatzkammer der Welt in mir fand

Seit über 20 Jahren arbeite ich in einer freien psychotherapeutischen Praxis mit Kindern, Jugendlichen, Erwachsenen und ganzen Familien mit den Schwerpunkten Psychosomatik und Krisenintervention.
1998 entdeckte ich einen gut tastbaren Knoten in meiner Brust - so groß wie ein kleines Hühnerei. Erst dachte ich, es sei eine Zyste, doch es war ein bösartiger Tumor!
Es traf mich wie ein Donnerschlag und machte mich fassungslos.
Ich hatte doch viele Jahre Ausbildungen und Eigentherapie absolviert, und war mir absolut sicher, niemals so eine schwere Krankheit wie Krebs zu bekommen.
Mein Weltbild brach zusammen, da ich genau wusste, dass die meisten körperlichen Erkrankungen seelische Ursachen haben. Wie konnte das geschehen? Ich grübelte fieberhaft nach dem Sinn für die Entstehung dieses Tumors.
Meine psychotherapeutischen Fachkenntnisse und Erfahrungen aus der Arbeit mit Klienten ermöglichten mir, dieser Frage auf den Grund zu gehen. Das rettete mir letztendlich das Leben und öffnete zusätzlich eine große Schatzkammer. So machte ich mich auf den Weg in die Tiefe meiner Seele, nicht ahnend, dass dort versteckt und unbewusst ein großer Schmerz saß.
Äußerlich betrachtet ging es mir damals gut. Ich war beruflich erfolgreich, fühlte mich stark und war außerdem gerade frisch verliebt. Die Trennung von meinem damaligen Ehemann lag 3 ½ Jahre zurück, und ich war stolz darauf, wie gut ich alles ohne ihn schaffte. Die

Trauerzeit war endlich vorbei und ich ging meinem neuen Leben mit Mut und Optimismus entgegen.
Ich suchte Hilfe bei Kollegen und einer sehr fähigen und einfühlsamen Heilerin und kam mit einer alten seelischen Wunde in Berührung, die meinem Bewusstsein nicht mehr zugänglich war. In der Vergangenheit hatte ich mich während meiner Eigenanalyse ausgiebig mit meinen traumatischen Trennungs- und Verlusterfahrungen in der Kindheit konfrontiert und glaubte, sie seien verarbeitet und geheilt.
Als ich 8 Jahre alt war, flüchteten meine Eltern aus der ehemaligen DDR, was für mich einen schmerzlichen Verlust meiner geliebten Kinderwelt bedeutete. Die Großeltern und viele Freunde blieben zurück und der Kontakt zwischen uns war aus politischen Gründen einige Jahre nicht möglich. Als ich 14 Jahre war, starb meine Mutter. Das Entsetzen und der Schmerz waren so groß, dass Worte, die es beschreiben sollen, versagen.
Die Trennung von meinem Ehemann nach 14 Jahren reaktivierte das alte verborgene Trauma mit all dem Ausmaß an nicht erkanntem und ungeheiltem Schmerz. Nach altbewährtem Überlebensmuster war ich stark, kämpfte mich voran und baute mir eine neue Existenz auf.
Die alte kindliche Ohnmacht dem harten, unabänderlichen Schicksal gegenüber, machte einen Teil meiner Seele, den ich das *innere Kind* nenne, stumm und teilweise unsichtbar. Dieses *innere Kind* symbolisiert den Lebenskern des Menschen mit seinen natürlichen und unverfälschten Gefühlen und Grundbedürfnissen, mit denen wir geboren werden. Dieser innere Lebenskern hat einen großen und unmittelbaren Einfluss auf das

körperliche und seelische Geschehen. Im folgenden Kapitel *Über die Natur der menschlichen Seele* werde ich genauer darauf eingehen.
Während des Prozesses fand ich endlich diesen vergessenen Teil in mir wieder, mit all seiner noch verbliebenen Angst, der lähmenden Resignation und großen Verletztheit. Ich lernte, ihn bedingungslos anzunehmen, so wie er war, und schenkte mir Zeit zum Heilen. Zunehmend fühlte ich mich befreiter, lebendiger und unbeschwerter - so wie neugeboren! Die Natur, Musik und das mitfühlende, tiefe Gespräch mit Freunden erlebte ich so intensiv und beglückend wie schon lange nicht mehr. Zusätzlich schrumpfte der Tumor kontinuierlich, während alle alten schmerzlichen Gefühle ungehindert zum Ausdruck gebracht werden konnten! Es war ein Wunder und ein Geschenk für mich, diese Erfahrung machen zu dürfen, denn mein Vertrauen in die große Heilkraft meines Körpers und zum Leben wurde enorm gefestigt. Dieser Heilungsprozess dauerte 1 ½ Jahre, bei dem ich auf jede schulmedizinische Behandlung verzichtete.
Als ich nach diesem Prozess zum Arzt ging, war der Tumor nur noch so groß wie eine Erbse und löste sich nach einer einzigen Chemotherapie total auf. Sicherheitshalber ließ ich mich noch operieren und Brust und Lymphe genau diagnostizieren. Der Befund lautete Totalnekrose - es war kein Tumor mehr vorhanden! Ich war befreit und überglücklich und fühle mich bis heute gesünder und lebendiger als je zuvor.
Mir ist es ein großes Anliegen, all mein Wissen an Krebs erkrankte Menschen, deren Angehörige und an Ärzte und Therapeuten weiterzugeben.
Anlässlich meines ersten Vortrages über die seelischen

Hintergründe, die bei der Entstehung von Krebs mitbeteiligt sind, entwickelte ich skizzenhafte Bilder, welche die psychologischen Zusammenhänge so einfach wie nur möglich nachvollziehbar machen sollten. Das fachliche Wissen von Psychotherapie und Medizin ist für Patienten zu abstrakt, unverständlich und wenig hilfreich. Aus den Skizzen wurden Bilder, die eine Künstlerin für mich umgesetzt hat.
Ich setze diese Bilder generell in meiner Praxisarbeit - nicht nur bei Krebspatienten - ein und erlebe, dass die Menschen ungeachtet ihres Alters oder ihrer Ausbildung, sehr direkt in ihrer Tiefe - in ihrem Wesenskern-zu erreichen sind. Dieser Wesenskern hat eine unmittelbar heilsame und befreiende Wirkung auf seelischer und körperlicher Ebene.
Ich nenne dieses methodische Vorgehen ILIOS – Methode. Sie schenkt Ärzten, Therapeuten und Menschen in sozialen und helfenden Berufen einen wirksamen Heilungsschlüssel. Dieser kann genauso zur Prävention und Aufklärung eingesetzt werden, damit krankmachende und lebensfeindliche Beziehungsmuster zwischen Menschen (in Familien, Schulen, Kindergärten oder am Arbeitsplatz) rechtzeitig aufgedeckt, verstanden und positiv verändert werden können.

Was bedeutet ILIOS ?

Das griechische Wort ILIOS oder Helios heißt Sonne. In den alten Kulturen der Inkas, Mayas, Azteken und auch Ägypter wurde die Sonne als Gott verehrt. Ohne sie könnte kein Leben auf unserer Erde existieren. Wenn Sie an den Frühling und Sommer denken, mit all der Fülle von blühenden Pflanzen, Düften und dem warmen Wind auf der Haut, an die Farbenpracht der Natur, den blauen Himmel und das türkisblaue Meer südlicher Länder... . Was empfinden Sie dabei? Schließen Sie an dieser Stelle die Augen, tauchen dabei in diese Bilder ein und nehmen sich etwas Zeit, diese Empfindungen wahrzunehmen und zu genießen. Wie freudlos, kalt und steril erscheint dagegen ein unpersönliches Großraumbüro mit Neonlicht oder die Rush Hour in einer Großstadt bei grauem, nasskaltem Novemberwetter.

Der Mensch braucht noch etwas anderes als nur Geld, Nahrung und ein Dach über dem Kopf. Er braucht etwas sehr Existentielles, um glücklich und erfüllt zu leben, nämlich Zeit und Muse für sich selbst, für Kinder, Tiere, Angehörige oder auch Freunde, für Natur, Musik und Kunst. Aufmerksamkeit, Achtung, Verständnis, Einfühlung und die Möglichkeit, Liebe zu geben und zu empfangen, gibt dem Leben Sinn und Freude. Nur ein aufrichtiges warmes Lächeln, ein liebevolles Wort oder eine sanfte Berührung kann wie ein warmer, wohltuender Sonnenstrahl sein, der die grauen Wolken einer bedrückenden Situation durchbricht und auflösen kann.

Warum ist es so schwer, diese Freude spendenden, kleinen Juwelen, die jeder Mensch braucht, im Alltag

zu erleben oder gar zu verteilen? Das Herz vieler Menschen ist durch tiefe Verletzungen von Kindheit an verschlossen.
Misstrauen, Ärger, Angst, Gereiztheit, Intoleranz oder auch Gleichgültigkeit beherrschen den Umgang zwischen Menschen immer mehr. Familien, Kindergärten, Schulen, Arbeitsplätze oder auch Straßen und Autobahnen gleichen manchmal Kampfarenen, wo Rücksichtslosigkeit und Aggressionen ausgetobt werden. Abscheuliche Filme von Gewalt und Perversion sind fast *normal* geworden und zeigen vielen heranwachsenden Kindern eine dunkle Welt ohne Liebe und positive Werte.
Wir brauchen uns nicht zu wundern, wenn unsere Kinder voller Angst, Resignation oder auch Gewaltvorstellungen sind, daran krank werden und später als Erwachsene die destruktiven Verhaltensmuster ihrer Eltern und Vorbilder weitergeben.
Gerade in unserer heutigen Zeit ist es überlebensnotwendig geworden, einen dauerhaften Ausweg aus dem oft von Kälte und Grausamkeit bestimmten Leben zu finden.
Für mich ist es die schönste Aufgabe der Welt, den Menschen wieder bewusst zu machen, wie einmalig und wertvoll sie in Wirklichkeit sind und was für ein mächtiges Heilungspotential in Ihnen selbst wirkt.

Voraussetzung dafür ist, den einzelnen Menschen in seiner individuellen Lebenssituation zu verstehen und abzuholen. Genau dort, wo er steht und ihn auf seinem Weg zu seiner inneren Schatzkammer zu begleiten und vollkommen anzunehmen.

Auf dieser Seelenreise begegnen uns einige Widersacher. Wie die Hexe oder der böse Zauberer in den Märchen überlistet werden muss, um dann letztendlich an das ersehnte Ziel zu kommen, so müssen Ängste, lebensfeindliche Muster, falsche negative Selbstbilder, Schamgefühle, Wut und Schmerz angeschaut und aufgelöst werden, um den größten Schatz des Menschen - die innere Quelle - zu befreien. Ich selbst bin diesen Weg gegangen und habe erlebt, dass sogar ein gefährliches Ungeheuer wie Krebs durch diese große innere Kraft in etwas Gutes und Wertvolles verwandelt werden kann.

Der Weg zum innersten Lebenskern des Menschen

10 Bilder als Stufen und Wegweiser

Wenn Kinder geboren werden, sind sie noch vollkommen eins mit ihrer inneren Natur. Alles ist neu und aufregend und wird mit offenen Sinnen betastet, angeschaut oder untersucht.
In jeder Lebensphase werden besondere Funktionen und Fähigkeiten entwickelt, wie zum z.B. das Krabbeln, Laufen und Sprechen, die nicht nur im Instinkt wie bei Tieren verwurzelt sind, sondern ganz elementar über die Beziehungsqualität zwischen Eltern und Kind geprägt und erlernt werden. Die gesamte frühkindliche Entwicklung und das spätere Lernen in der Schule ist also abhängig von der Beziehung zu den Eltern.

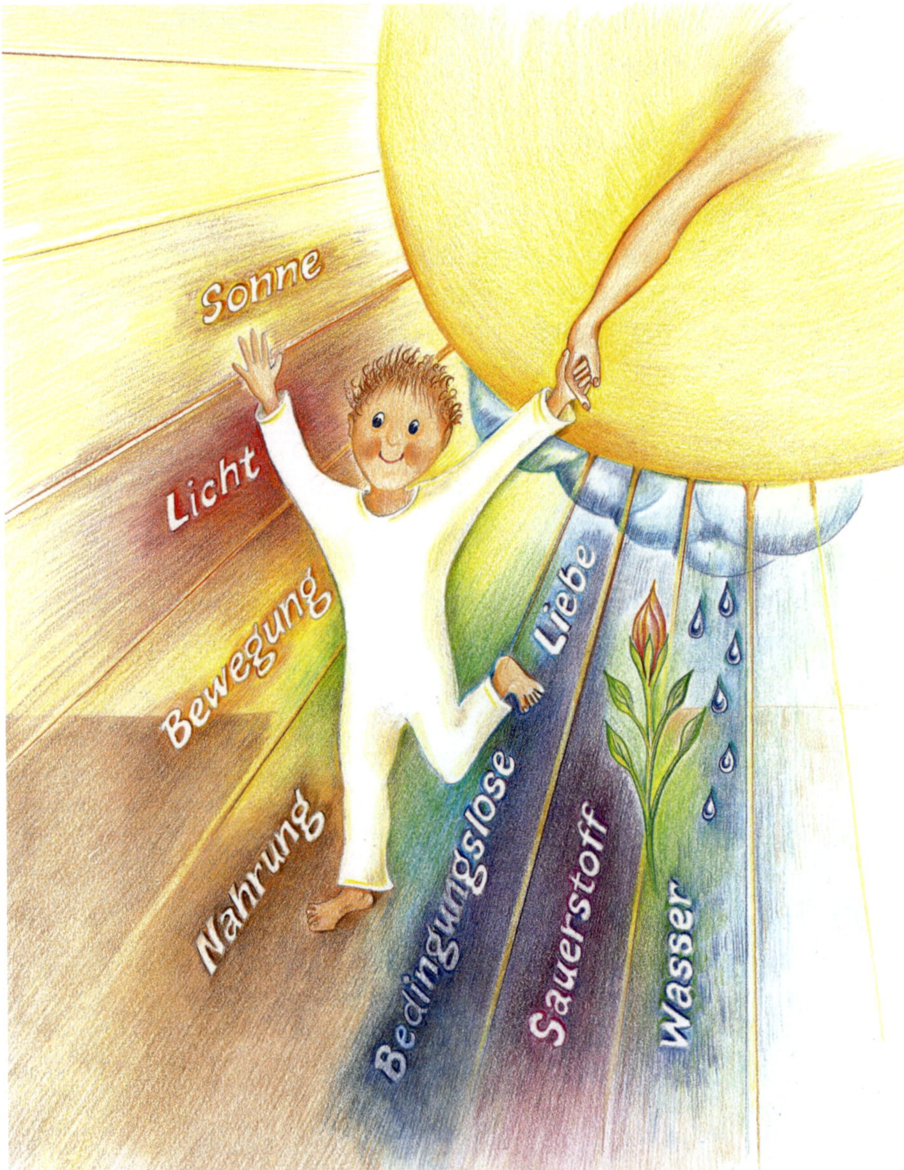
Sonne
Licht
Bewegung
Nahrung
Bedingungslose
Liebe
Sauerstoff
Wasser
© 2003 U.v.M. + I.H.

Bild 1

Bild 1
Über die Natur der menschlichen Seele

Es gibt nicht nur die Biologie des Körpers, sondern auch die der Seele.
So wie jede Pflanze Sonnenlicht, Wasser und Erde braucht, um zu leben, so ist das Kind, durch seine existentielle Abhängigkeit und entwicklungsbedingte Bedürftigkeit, auf die bedingungslose Liebe und Zuwendung von Mutter und Vater angewiesen.
Geborgenheit, Wärme, Verständnis, Schutz und Halt sind die Basis für ein Kind, sich seiner Natur gemäß entfalten zu können. Der angstfreie, positive Umgang mit Gefühlen, Wünschen, Grenzen und Herausforderungen, wird durch die liebevolle, zuverlässige Begleitung der Eltern und auch andere Bezugspersonen gelernt. All das ist der Nährboden für ein lebenslanges Urvertrauen sich selbst und dem Leben gegenüber.
Lebensfreude, Neugierde, Kreativität, Lernen, ohne Angst zu haben, sprudeln ganz natürlich wie aus einer inneren Quelle.
Kinder, die bedingungslos angenommen und geliebt werden, so wie sie sind, verinnerlichen dies als Selbst- und Lebensbild, und geben ihre inneren Schätze weiter. Sie malen und verschenken ihre Bilder, tanzen, singen, spielen Theater und bauen in ihrer Phantasie ganze Welten auf.
Kinder möchten außerdem wahrgenommen werden, denn sie brauchen Orientierung und Ermutigung. Bekommen sie etwas davon, dann geben sie ihre Liebe und Begeisterung mit strahlenden Augen tausendfach zurück.
Kinder werden buchstäblich von der Achterbahn ihrer

himmelhoch jauchzenden Gefühle, ihrem grenzelosen Übermut, Bewegungsdrang, auch Trotz, Wut und Kampfeslust überflutet und brauchen ständig Hilfestellungen, um mit ihrer aufregenden kleinen Wunderwelt konstruktiv umgehen zu lernen.
Auch in der Tierwelt lernen die Jungen durch die Mutter und Geschwister, ihre instinkthaften Kräfte später in ihrer natürlichen Umgebung zum Selbstschutz gegen Feinde und bei der Nahrungsbeschaffung einzusetzen.
Wesentlich differenzierter, bewusster und über viel längere Zeit entwickeln sich Kinder in der Beziehung zu den Eltern. Sie lernen zum Beispiel, Enttäuschungen wegen ihrer vielen, oft unerfüllbaren und doch so ersehnten Herzenswünsche, durch die geduldige, verständnisvolle und auch Grenzen setzende Gegenwart der Eltern zu ertragen und entwickeln Schritt für Schritt innere Frustrationstoleranz und ein angemessenes soziales Verhalten ihrer Umwelt gegenüber.
Durch ein grundsätzliches Vertrauen und die Liebe zu Mama und Papa entwickeln sie die Fähigkeit, sich selbst und andere Menschen in Konfliktsituationen zu verstehen und konstruktiv mit ihnen umzugehen.

Sie müssen auch neugierig sein und angstfrei viele Fragen stellen dürfen, um ihre abenteuerliche kleine Welt immer mehr zu begreifen. Intelligenz und Lernbereitschaft entfalten sich ganz natürlich auf dieser Basis und erweitern kontinuierlich das kindliche Bewusstsein.

Eigentlich ist es das Allerwichtigste der Welt, dass Erwachsene ihren Kindern und Angehörigen so viel Zeit und liebevolle Aufmerksamkeit wie nur möglich schenken. Unsere Welt könnte sich zu einer Oase des Friedens und gegenseitiger Unterstützung verwandeln.

Stellen Sie sich nur vor, wenn Kinder voller Vertrauen im Schutze ihrer Familie leben, ohne Angst in der Schule lernen und ihre besonderen, individuellen Fähigkeiten entfalten könnten, die später eine glückliche Berufs- und Partnerwahl ermöglichen würden. Wie viel Freude könnte ein Beruf machen, der wirklich aus einem inneren Bedürfnis heraus ausgeübt wird, und jeder Mensch genau das verwirklichen dürfte, was seinen Talenten entspricht! Der Beruf wäre nicht länger eine notwendige Qual zum reinen Gelderwerb, sondern eine wirkliche Berufung, die dem Leben Sinn und Erfüllung schenkt.
Auch Paare, die sich wirklich lieben und aus innerer Überzeugung und Freude entschieden haben, Eltern zu sein, geben diese lebensbejahende Einstellung an ihre Kinder weiter, die als zukünftige Erwachsene diese wunderbare Erfahrung - wie einen Schatz - weitervermitteln können.
Diese große Macht und Verantwortung, die wir uns selbst, Kindern und Mitmenschen gegenüber haben, müsste dringend in der Erziehung und in allen sozialen Lebensbereichen bewusst gemacht und gelehrt werden!

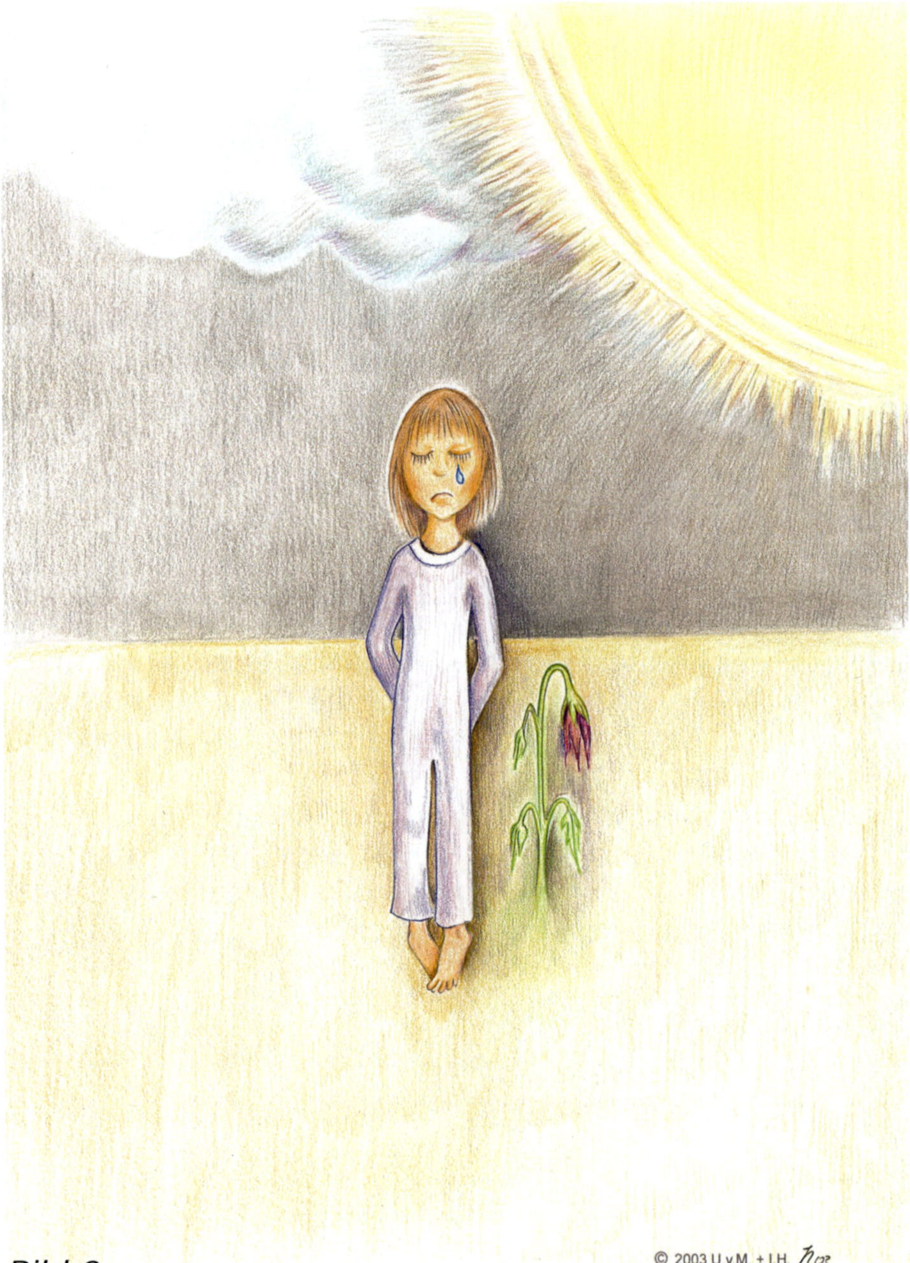

Bild 2

Bild 2
Die innere Verdunkelung

Alle großen Leute sind einmal Kinder gewesen - steht im *kleinen Prinzen* von St. Exupéry geschrieben. Das bedeutet auch, dass alle Erwachsenen durch ihre eigene Kindheitserfahrung geprägt sind. Das kann sowohl positiv, als auch negativ gemeint sein. Entscheidend ist, ob Geborgenheit und Liebe deren Familienleben bestimmte oder Leid, Not und große Entbehrungen. Durch Kriege, Familientragödien, Verlust oder Krankheit eines Elternteils entwickeln Menschen Überlebens- und Schutzmechanismen, um mit bedrohlichen Situationen, Schmerz und großen Entbehrungen fertig zu werden.
So wie eine Pflanze durch zu wenig Sonnenlicht, Wasser und Erde verkümmert und sich nicht ihrer Natur gemäß entfalten kann, so sehr quält und bedroht es ein Kind, wenn der notwendige *Sauerstoff* zum Leben -nämlich Liebe, Schutz, Geborgenheit und Zuwendung- fehlt oder nur mangelhaft erfahren wird.
Beispielsweise Zeitmangel der Eltern, Belastungen und Krankheiten in der Familie, Gefühlskälte von Mutter oder Vater, Strafen wie Liebesentzug, Beschimpfungen, Schläge, Entwertungen und aggressive Zurückweisungen hinterlassen traumatische seelische Verletzungen. Je härter Entbehrungen und Sanktionen sind, umso übermächtiger ist der empfundene Schmerz, die innere Verlassenheit und eigene Ohnmacht! Kinder lieben und brauchen ihre Eltern so sehr, dass sie ihre Verzweiflung spontan durch lautes Weinen, Schreien oder auch Wutausbrüche zum Ausdruck bringen.
Die ursprüngliche Unbeschwertheit, Lebensfreude und

vertrauensvolle Neugierde verwandeln sich so in Angst, Trauer, Wut, Misstrauen, Schuld- und Schamgefühle. Das Kind fühlt sich einsam und wertlos, weil es sich selbst als Verursacher dieser erlebten Grausamkeiten sieht. Es übernimmt die Verantwortung für das Verhalten der Eltern und tut alles, um wieder geliebt und anerkannt zu werden. Wie eine Sonnenfinsternis verdunkelt diese Not den ursprünglichen strahlenden Glanz der Kinderwelt.
Symptome dieser Konflikte und Verletzungen sind zum Beispiel Stottern und andere Sprachstörungen, Bettnässen, Einkoten, Magersucht, Bulimie, Lernstörungen, Sucht nach Essen und Süßigkeiten. Äußere Verhaltensauffälligkeiten, wie Aggressionen gegen schwächere Kinder oder Tiere, Zündeln und Stehlen, bringen das kindliche Drama in der direkten Umwelt zum Ausdruck. Es ist ein lauter Hilferuf der Kinderseele nach Liebe, Halt und Verständnis! Wird er verstanden und ernst genommen, so besteht noch eine Chance auf Heilung oder Linderung der seelischen Verletzung und die Rettung der kindlichen Vertrauensbasis zu sich und dem Leben.

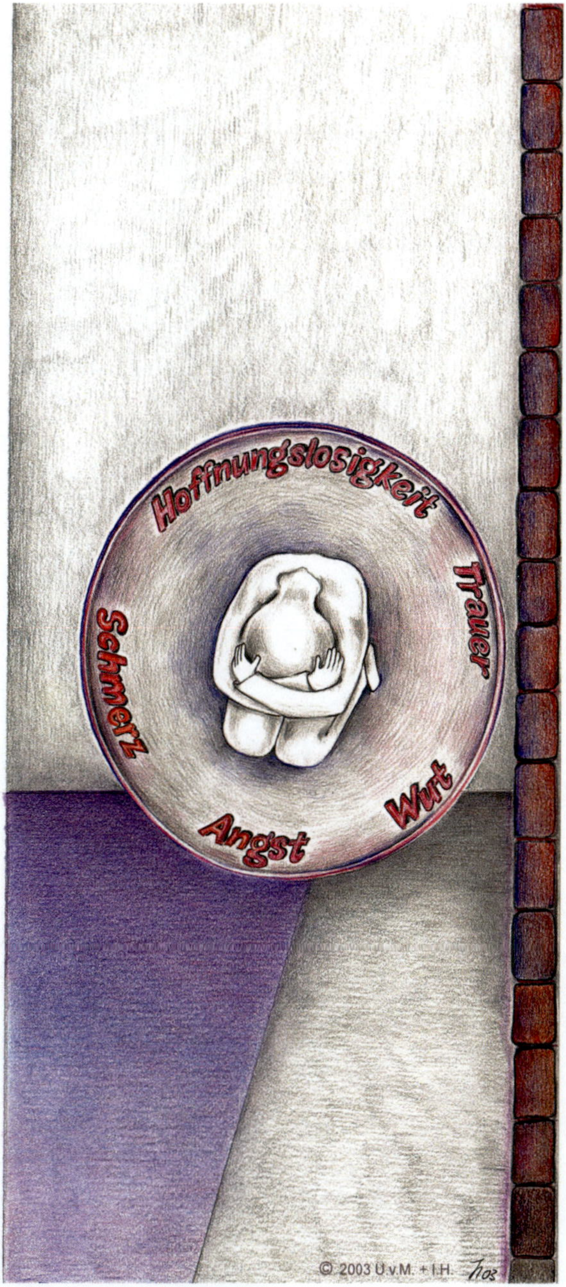

Bild 3

Bild 3
Der Aufbau der inneren Schutzmauer

Fehlt dem verletzten Kind Schutz, Trost und liebevolles Verständnis der Eltern, zum Beispiel durch ihre häufige Abwesenheit, oder es wird sogar in seiner Not noch weiter beschimpft und zurückgewiesen, wächst die Angst bis ins Unerträgliche. Es versucht sich durch inneren Rückzug zu retten und baut notgedrungen eine Schutzmauer auf. Dies ist ein instinktiver Überlebensmechanismus, der diese bedrohliche Situation zwischen Eltern und Kind entschärfen bzw. verhindern soll. Die ursprünglichen kindlichen Reaktionen und Empfindungen werden daher unterdrückt und sogar bekämpft, damit die lebenswichtige Beziehung zu Mutter Vater gesichert wird.
Kinder nehmen sehr direkt und klar wahr, wenn ein Erwachsener mit Konflikten nicht umgehen kann, weil er überfordert ist und deshalb mit Ablehnung, Strafen oder Rückzug reagiert. Sie müssen aus existentieller Abhängigkeit dafür sorgen, dass die Grundharmonie ihrer kindlichen Lebensbasis erhalten bleibt und opfern dafür die eigenen, natürlichen Lebensimpulse und Grundbedürfnisse. Die bekannte und von mir sehr geschätzte Psychoanalytikerin Alice Miller schreibt darüber in ihren Büchern *Das Drama des begabten Kindes* und *Am Anfang war Erziehung*.
Je größer die empfundene Ablehnung und Bedrohung für das kleine Kind ist, umso mehr wächst auch seine Ohnmacht und Resignation dem Leben gegenüber. Lügen, stehlen, Gleichgültigkeit (*null Bock*) oder auch Schüchternheit und Angst vor anderen Menschen und Herausforderungen im späteren Leben sind eine logi-

sche Folge dieser seelischen Not. Kinder berühren mit ihrer natürlichen Offenheit und Naivität sämtliche, konfliktbeladenen Tabubereiche ihrer Eltern, Erzieher und Lehrer, welche in deren Kindheit ebenfalls durch Verletzungen in Notsituationen entstanden sind. Diese alten Ängste vor Ohnmacht, Aggressionen und eigenem Versagen werden bewusst oder auch unbewusst weitergegeben.
Hier wird deutlich, wie wichtig es ist, dass jeder Mensch seine Kindheitserfahrungen und seelischen Wunden bewusst anschaut und heilt, um nicht im Teufelskreis seiner negativen Verhaltens- und Familienmuster verhaftet zu bleiben und diese ungewollt an seine Kinder, Familienangehörige und andere Menschen zu übertragen!

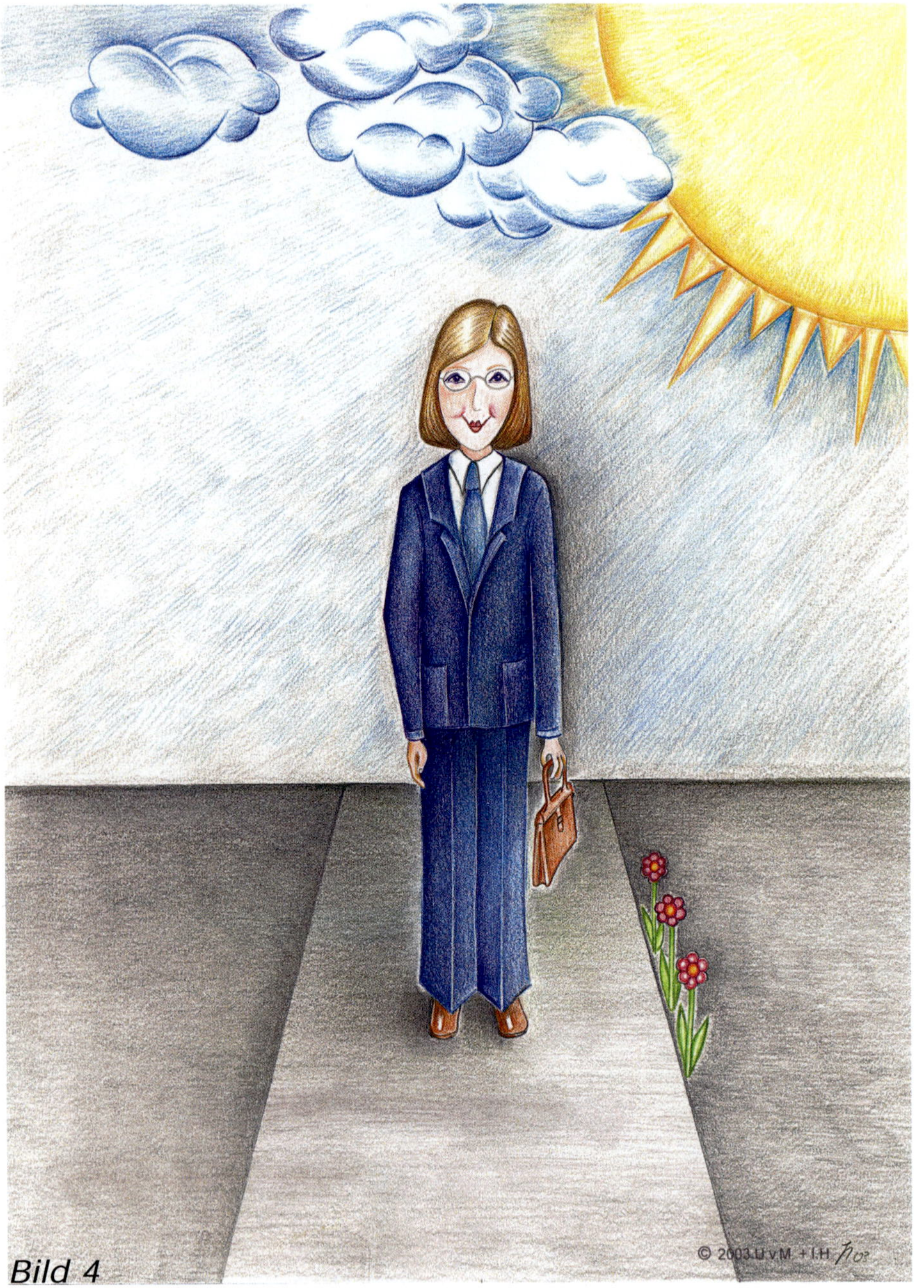

Bild 4

Bild 4
Die Charaktermaske -
Die falsch verstandene Liebe

Trotz aller Ängste und Verletzungen gibt das Kind seine große Sehnsucht nach Harmonie und Liebe nicht auf und beginnt zu *zaubern*. Es nimmt die Stimmungen und Nöte seiner Umgebung wahr und versucht, genauso zu sein und zu handeln, wie Mama oder Papa es erwarten. Kinder wünschen sich nichts mehr auf der Welt, als dass ihre geliebten Eltern glücklich, gesund und zufrieden sind! Selbst größte Entbehrungen nehmen sie durch ihre Sehnsucht nach etwas Liebe oder auch nur Anerkennung auf sich. Sie wollen in irgendeiner Weise perfekt sein, bewundert werden, ihren Eltern Freude bereiten und flüchten in verschiedene Rollen, zum Beispiel in die des *braven Kindes*, *des Clowns*, *des Sonnenscheins* oder auch des altklugen, *kleinen Professors*, um unangreifbar und wertvoll zu sein. Die innere Not, der Schmerz und die Angst bleiben nach wie vor, mehr oder weniger versteckt, im Inneren bestehen. Die Zerrissenheit zwischen den ursprünglichen, kindlichen Sehnsüchten nach bedingungsloser Liebe und Selbstverwirklichung und der erlernten Lebensrolle, bewirkt oft einen lebenslänglich aufreibenden Machtkampf zwischen diesen beiden Polen.
Erschöpfung, innere Unruhe, Verspannungen, Depressionen, Zwänge, Angstzustände, innere Leere, Lustlosigkeit, aggressive Ausbrüche und psychosomatische Erkrankungen bishin zu Krebs und Herz- Kreislauferkrankungen sind Symptome dieses Dramas.
Die zahlreichen Gesellschaftsdrogen wie Alkohol, Ziga-

retten, Sexualität ohne Liebe, Beruhigungsmittel, Konsum-, Arbeits- und Vergnügungssucht, politische Ideologien und religiöse Sekten mit ihren Heilsversprechen, bieten vorübergehend eine gewisse Erleichterung. Doch bleibt der innere Schmerz, die Leere, der Mangel an Liebe und Vertrauen wie eine große Wunde bestehen. Die Flucht vor dem eigenen seelischen Drama treibt den Menschen in einen Teufelskreis einer verzweiflungsvollen Hetzjagd.

Wenn wir einen Teil der großen, innewohnende Kraft des Lebenskerns mit einem Tiger vergleichen, der Jahrzehnte lang in einen Käfig gesperrt wird, ohne Pflege, Bewegung und Respektierung seiner natürlichen Bedürfnisse, ist es kein Wunder mehr, wenn dieses Tier irgendwann lebensmüde, krank, traurig, apathisch ist oder zwischendurch aggressive oder gar hasserfüllte Ausbruchsversuche unternimmt.

Wir Menschen brauchen zusätzlich zur Liebe und sozialen Akzeptanz auch diese angeborene, instinkthafte Urkraft, die unser Leben auf der seelischen und körperlichen Ebene reguliert und schützt. Sympathie, Antipathie und Angst vor Gefahren werden von diesem Bereich wahrgenommen und gesteuert. Das Unterscheidungsvermögen von Freund oder Feind - gut oder giftig - ist überlebenswichtig! Das Immunsystem des Körpers, das feindliche Erreger erkennt und systematisch vernichtet, zeigt uns diese lebenserhaltende Funktion dieser instinkthaften und intelligenten Kraft sehr klar und deutlich.

Bei übermäßiger Anpassung und Dressur zum Gehorsam, wird diese natürliche Fähigkeit blockiert oder verdrängt, so dass ein gesunder Selbstschutz nicht mehr ausreichend wirken kann. Erich Fromm behandelt dieses wichtige Thema in seinem Buch *Über den Ungehorsam*. Kinder, deren Eigenwilligkeit gebrochen ist, werden später als Erwachsene zu willigen Opfern von Manipulation, Erpressung und Fremdbestimmung. Sie werden von Massenmedien, der Werbung und politischen oder auch religiösen Ideologien leicht geködert und verblendet.

Die Einmaligkeit ihrer Persönlichkeit mit ihren besonderen Konturen, Fähigkeiten und Charaktermerkmalen ist manchmal nicht mehr erkennbar. Gleichmacherei und Pauschalisierungen degradieren die ursprüngliche, facettenreiche, kreative und wunderbare Natur des Menschen zu einem grauen, unauffälligem Mitläufer in der Gesellschaft. Die Angst aufzufallen, anzuecken und damit sein mühsam erworbenes, inneres Gleichgewicht zu verlieren, fixiert viele Menschen an eine Lebensrolle, die wie eine Tarnkappe vor Strafe und Unheil schützen soll.

An dieser Stelle wird deutlich, warum offensichtlich grausame Führerpersönlichkeiten, durch viele Zeitepochen hindurch, so viel Macht und Einfluss auf Menschenmassen haben konnten. Heilsversprechungen von machtbesessenen Politikern und religiösen Sektenführern gaukeln die Aussicht auf mehr Erfüllung ihrer Lebensträume vor.

Diese verzweifelte Sehnsucht nach etwas mehr Glück und der gleichzeitige Mangel an Selbstschutz und Unterscheidungsvermögen macht für diese unheilvollen Verführungen anfällig. Wie die verlassenen Kinder aus dem Märchen von *Hänsel und Gretel*, die im Pfefferkuchenhaus der Hexe Zuflucht suchen, laufen viele Menschen blind in gefährliche Fallen, aus denen sie ohne Hilfe kaum wieder herauskommen. Denken wir an

Menschen, die in Sekten oder militanten Vereinigungen Halt, Gemeinschaft und Ideale suchen und dort gnadenlos ausgenutzt, gedemütigt oder sogar bedroht werden, wenn sie widersprechen oder austreten möchten.

Vor falschen Heiligen wird gewarnt

Ein anderer Abwehrmechanismus, der den Menschen vor dem alten seelischen Drama von Misshandlung, Angst, Ohnmacht und Schmerz vorübergehend schützt, ist die Flucht in Gewaltausübung und Macht. Wenn Eltern ihr grausames oder auch vernachlässigendes Verhalten als richtig und sogar *gut gemeint* darstellen und das natürliche Weinen oder Schreien des Kindes als böse, dumm oder undankbar bewerten und deshalb als bestrafens- und verachtenswert, entsteht eine Verdrehung und Verwirrung der kindlichen Empfindungswelt. Die natürliche, innere Wahrnehmungsfähigkeit von Entbehrung, Schmerz, Wut und Ungerechtigkeit wird von den Botschaften und der Macht der Eltern unterdrückt und hat dadurch später keine Chance zu überleben, wenn Schutz, Verständnis und Liebe im Umfeld des Kindes fehlen.
Nur eine liebevolle Autorität oder Bezugsperson, die wie ein Anwalt das Unrecht und die schlimme Situation bezeugen und helfend eingreifen könnte, würde die fatale Entwicklung einer zukünftigen *Rächer- oder Gewaltstruktur* verhindern! So hätte das Kind eine Chance, die bewusste Verbindung zu seinem ursprünglichen, innersten Seelenkern zu erhalten und damit sein klares Unterscheidungsvermögen von guten und bösen Erfahrungen. Es müsste die erlebte Grausamkeit nicht

als etwas *Normales* oder gar *Gutes* übernehmen und weitergeben!
Kinder sind, wie vorher beschrieben, darauf angewiesen, ihren Eltern zu glauben und verinnerlichen deren Lebensbilder und Verhaltensmuster mit den dazugehörigen Werten und Idealen, die aus ihrer vergangenen Entwicklungsgeschichte entstanden sind.
Die unerträglich tiefe Zerrissenheit des Kindes zwischen der bedrohlichen Macht der Autoritäten und dem eigenen Leid wird notgedrungen verdrängt, um zu überleben.
So lässt sich erklären, dass Grausamkeit und Manipulation skrupellos von Menschen als Mittel für einen *guten Zweck* eingesetzt und empfunden werden können. Es ist eine verhängnisvolle innere Verdrehung, die Menschen zu grausamen Wesen mutieren lässt.
Der Film *Prinzessin Mononoke* von Hayao Miyazaki stellt diese Mutation sehr anschaulich dar. In diesem Film geht es unter anderem um ein furchterregendes, gefährliches Ungeheuer, das Verwüstung, Angst und Schrecken verbreitet. Es entpuppt sich später als ein Wildschwein, das durch eine tiefe Verletzung so unerträgliche Schmerzen hat, dass sich daraus ein riesiger Hass entwickelt, der das Wildschwein in ein Monster verwandelt. Es klagt sein Leid und warnt den Menschen davor, sich durch Verletzung und Wut vergiften zu lassen und ebenfalls zu einem Ungeheuer zu mutieren.
Die Psychoanalytikerin Alice Miller beschreibt dieses Phänomen in ihrem sehr empfehlenswerten Buch *Der gemiedene Schlüssel*. Sie verdeutlicht die verheerende Wirkung von Kindesmisshandlung, besonders, wenn ein liebevoller, schützender Elternteil fehlte, und wie

sich diese Zerstörung dann auf politischer Ebene fortsetzt.
Politische oder religiöse Führerpersönlichkeiten, wie zum Beispiel Hitler und Stalin bzw. die Gräueltaten der katholischen Kirche im Mittelalter legen Zeugnisse darüber ab. Denken Sie nur an die unzähligen Beispiele dieser schrecklichen Phänomene, die uns kollektiv weltweit durch Terror und Gewalt in Angst und Schrecken versetzen. Unsere Medien berichten täglich darüber.
Entscheidend, ob ein Mensch zum Opfer oder Täter wird, ist seine Biographie.
Diese beiden Strukturen ziehen sich ergänzend auf eine unheilvolle Weise an und verursachen zerstörerische Verhaltensmuster, die durch Machtkämpfe, Rivalität, Mobbing, Betrug oder auch Gewalt in Familien, Kindergärten, Schulen, Universitäten, Unternehmen, Institutionen, Parteien und Religionen ihre Ventile finden. Es ist kein Wunder, dass viele Menschen krank, depressiv, lebensmüde, gleichgültig oder auch gewalttätig werden und sich durch Zigaretten, Alkohol, Psychopharmaka und Konsum betäuben.
Auch die Statussymbole und der Glimmer der *schönen, erfolgreichen Reichen* sind oft nur goldene Pflaster, welche die große Not des inneren Menschen verdecken und vorübergehend vergessen lassen.
Denken wir an die großen Leitbilder von Generationen wie z.B. Marilyn Monroe, Elvis Presley, Janis Joplin oder Kurt Cobain, die von ihren Managern gut vermarktet wurden und trotz des gigantischen Erfolges und Ruhmes vergeblich nach Liebe suchten und innerlich immer mehr vereinsamten. Auch sie suchten einen Ausweg durch Drogen und starben viel zu früh!

Umgekehrt ist es bei Obdachlosen, Behinderten, Tieren, alten, kranken und sozial schwachen Menschen. Sie berühren diese kollektive Wunde ganz offensichtlich und werden aus diesen Gründen oft ignoriert, abgelehnt und entwürdigt, anstatt dass ihnen Mitgefühl und notwendige Hilfe entgegengebracht wird.
Wie vorher eingehend beschrieben, versuchen diese ursprünglich aus der Not erworbenen, jedoch zerstörerisch wirkenden Schutzmechanismen, das innere Gleichgewicht und soziale Überleben unbedingt zu erhalten und wehren sich gegen alles, was das eigene Weltbild in Frage stellt und die alten seelischen Verletzungen berührt! Gleichgültigkeit, Überheblichkeit und Aggressionen gegenüber hinfälligen und bedürftigen Menschen in Krankenhäusern, Altersheimen und wehrlosen Tieren in Versuchslaboren und Schlachthöfen sind Symptome dieses dramatischen Abwehrmanövers gegen alles, was die mühsam erworbene, innere Stabilität bedrohen könnte.

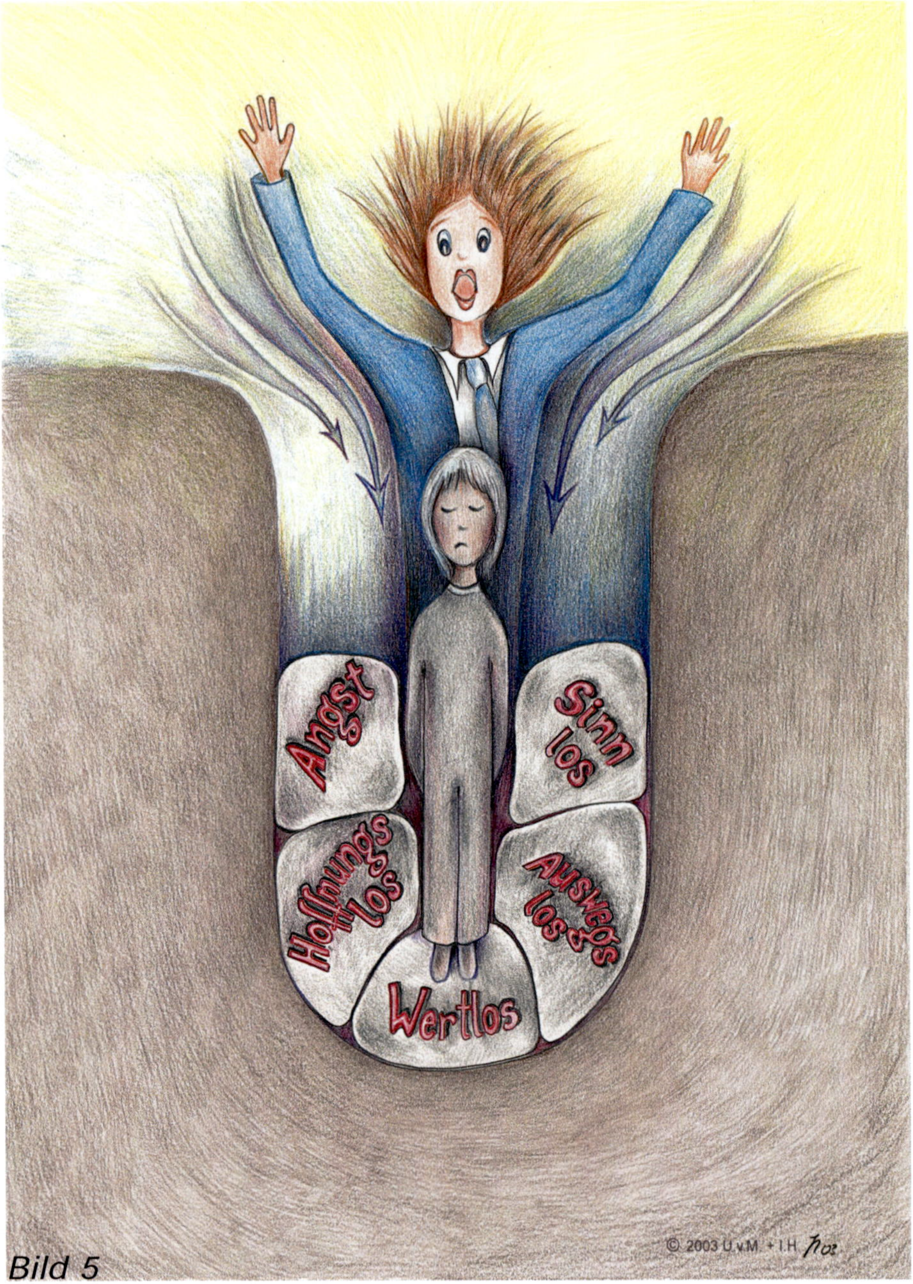
Angst
Sinn los
Hoffnungs los
Auswegs los
Wertlos
© 2003 U.v.M. + I.H.

Bild 5

Bild 5
Die Krise -
Gefahr oder Chance

Irgendwann einmal kann eine tiefgreifende Lebenskrise die vertraute und scheinbar sichere Lebensbasis tief erschüttern und bedrohen. Zum Beispiel die Trennung von einem geliebten Menschen durch Tod oder schwere Krankheit, der Verlust des Arbeitsplatzes, der Heimat oder des wirtschaftlichen Vermögens und sozialen Ansehens, stürzt den Betroffenen in einen Abgrund von Panik, Schmerz, Verzweiflung und Ohnmacht. Automatisch werden die früher verdrängten Konflikte und ungeheilten seelischen Wunden aus der Kindheit reaktiviert, die das Ausmaß der inneren Bedrohung bis ins Unerträgliche steigern. Das alte Gefühl, versagt zu haben, erzeugt Schuld, Scham und Minderwertigkeitsgefühle, die es erschweren, sich zu öffnen und notwendige Hilfe zu erhalten. Der Mensch wird sozusagen von seinen tabuisierten Gefühlen überflutet und fällt ins Bodenlose.
Jedoch gerade in dieser Schocksituation besteht eine große Chance, die alten, starren Lebensmuster, die wie ein enger Schutzpanzer den Menschen beherrschen und einsperren, aufzubrechen und ihn davon zu befreien. Die darunter liegenden Wunden werden offengelegt und dadurch endlich heilbar (siehe Bild 2). Es könnte wie eine schmerzhafte Sturzgeburt zurück zum innersten Lebenskern sein (siehe Bild 1 und 10)!

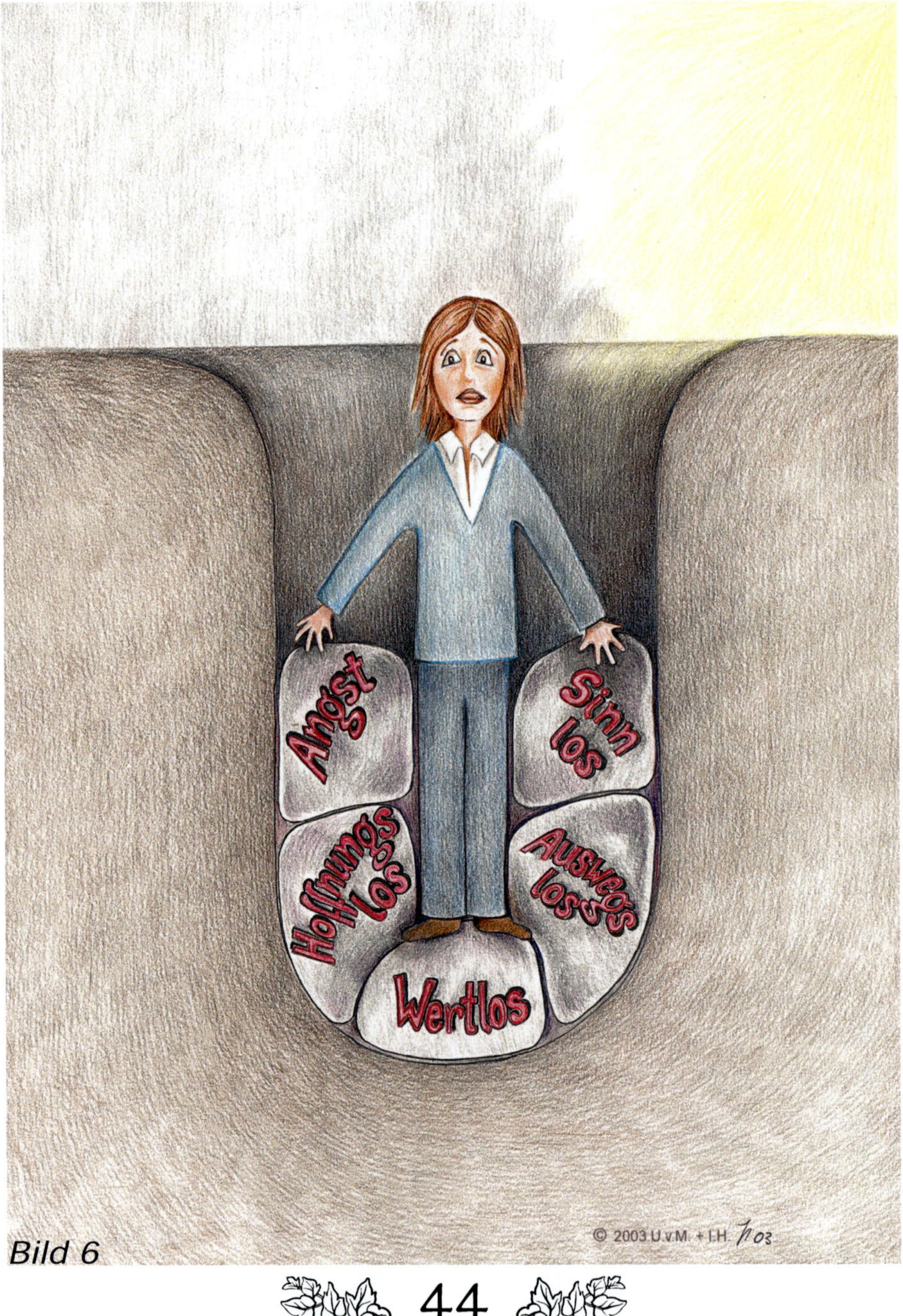

Bild 6

Bild 6
Die innere Erstarrung

Findet der Mensch die notwendige Hilfe in seiner Krise nicht, entweder weil er sich aus Angst, Scham oder Misstrauen nicht offenbaren kann, oder er durch Unverständnis und mangelnde Einfühlung abgewiesen und gedemütigt wird, so greift der altbewährte Überlebensmechanismus (siehe Bild 3) wieder zu.
Die massive Konfliktsituation muss mit aller, noch verbleibender Kraft unter Kontrolle gehalten werden, damit der Rest an Selbstachtung nicht verloren geht und die Gefahr vor Folgeverletzungen verhindert wird. Es bedarf noch mehr Energie, diesen emotionalen, ja äußerst explosiven Druck unter Kontrolle zu halten! Eine zwangsläufige Erstarrung ist die Folge, wo geistige, seelische und körperliche Funktionen stark blockiert und belastet werden oder sogar zusammenbrechen. Der Mensch atmet in solch einer Situation sehr flach, seine Hände sind kalt, die Augen haben einen glanzlosen, teilnahmslosen Ausdruck und es folgen Schlaflosigkeit und Appetitlosigkeit. Er funktioniert nur noch äußerlich, denn seine Gefühle sind betäubt. Der Konflikt gärt und frisst wie ein Geschwür im Inneren weiter.

Die Entstehung von körperlichen Erkrankungen

Wir alle wissen, dass die Psyche einen großen Einfluss auf alle körperlichen Funktionen hat. Gedanken und Gefühle wirken unmittelbar auf das vegetative Nervensystem, das wiederum die biochemischen Reaktionen im Körper direkt beeinflusst. Zum Beispiel führt Angst

zu flacher Atmung, was die innere Durchblutung und die Sauerstoffversorgung der Zellen blockiert. Automatisch werden Hände und Füße kalt, die Haut blass und die Augen matt. Der Puls geht hoch; Herzrasen, Übelkeit und Schwindel bishin zur Ohnmacht können sich bemerkbar machen. Dieser gewaltige Stress ist für Körper und Seele äußerst energieraubend und schwächend. Jede weitere Belastung verstärkt die Verkrampfungen in der Muskulatur, in Blutgefäßen und Organen und setzt den inneren Auszehrungsprozess kontinuierlich fort.
Dagegen bewirken Freude und Vertrauen das Gegenteil, nämlich tiefe Atmung, eine gute innere Durchblutung und Sauerstoffversorgung des Körpers. Strahlende Augen, rosige Haut, warme Hände und Füße, Energie und geistige Frische drücken diese positiven Empfindungen direkt aus.

Bleibt jedoch die seelische Erstarrung über längere Zeit bestehen, wird die innere Mauer noch dicker als je zuvor. Der Konflikt wird sogar erneut betäubt und vom Bewusstsein abgespalten (siehe Bild 4). In dieser Situation gibt es keinen Ausweg, der zur befreienden Erleichterung führen könnte.
Die Körperzellen ersticken genauso, wie der seelische Mensch durch seine unterdrückte Not.
Depressionen, Herz-, Kreislauf-, Magen- Darmerkrankungen, Kopfschmerzen, Migräne und Tumorerkrankungen sind Symptome dieser ursprünglichen, ungelösten Tragödie.

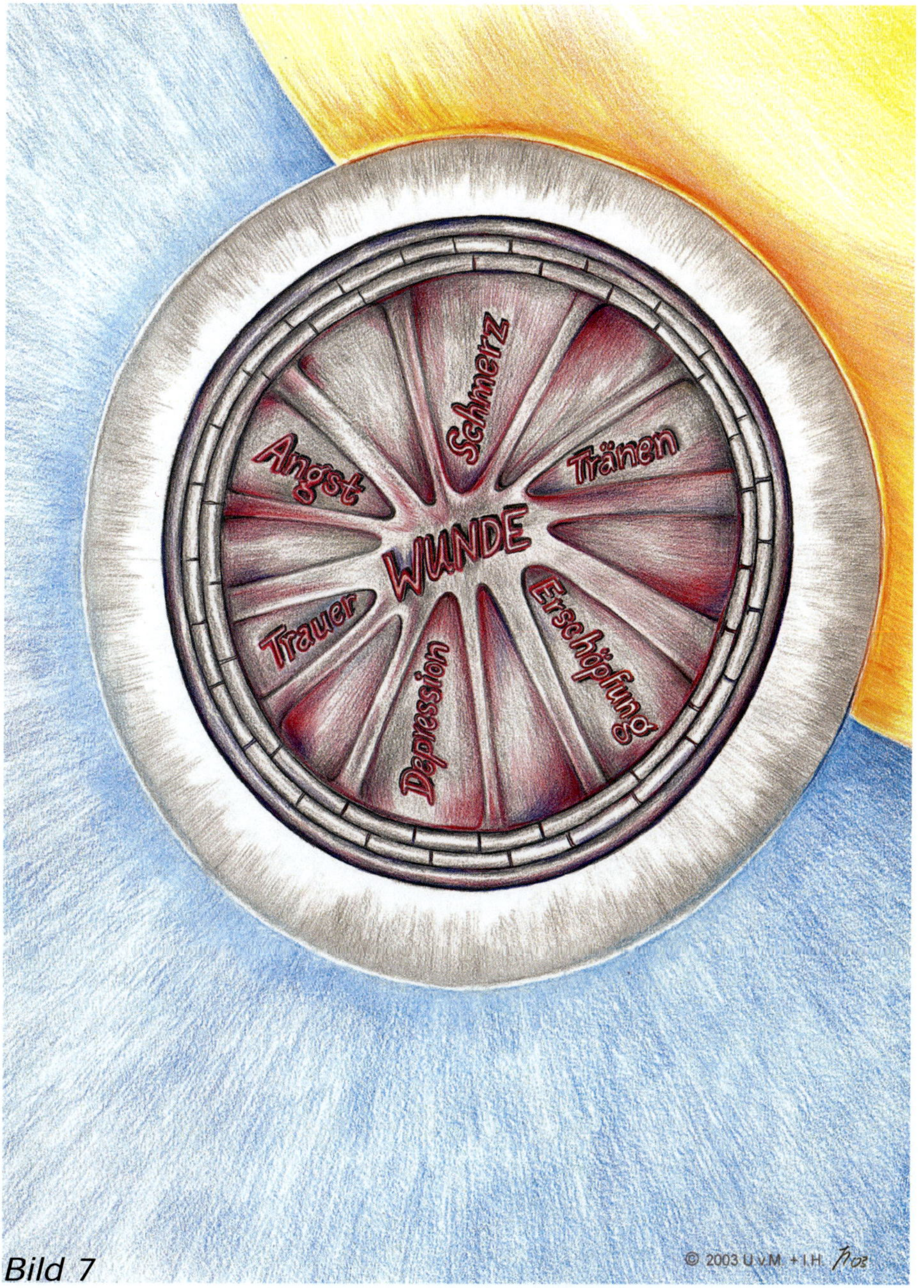
Schmerz
Angst
Tränen
WUNDE
Trauer
Erschöpfung
Depression
© 2003 U.v.M. + I.H.

Bild 7

Bild 7
Die innere Verbannung

Wenn es keinen Ausweg aus der Krise gibt, und die alte Schutzmauer noch undurchdringlicher wird, ist die innere Verzweiflung und Verletzung unsichtbar geworden. Der Auszehrungsprozess geht immer weiter, und die Chance auf die notwendige Hilfe und Heilung wird gänzlich ausgeschlossen.
Die meisten körperlichen und auch seelischen Erkrankungen werden oft nur rein medizinisch betrachtet und mit Medikamenten behandelt, was die seelische Isolation und Spaltung des Menschen verstärkt und seine wirklichen Heilungschancen verhindert. Vorübergehend können Medikamente wichtig und lebensrettend sein, doch muss der Mensch prinzipiell ganzheitlich, als ein fühlendes, seelisch geistiges Wesen mit einem Körper verstanden und behandelt werden, damit seine innere Verkrüppelung nicht weiter fixiert wird.
Er braucht nach wie vor wohlwollendes Verständnis und die respektvolle Annahme seiner Person und Lebenssituation (siehe Bild 1). Dies wäre der notwendige *Sauerstoff*, der vor dem fortschreitenden, seelischen Ersticken retten könnte. Fehlt dieser *Sauerstoff* weiterhin, verschlimmert sich die Gesamtsituation des betroffenen Menschen drastisch und kann zu schweren körperlichen Erkrankungen wie zum Beispiel Krebs führen.
An dieser Stelle möchte ich Ihnen die körperlichen Auswirkungen dieser seelischen Tragödie anhand des Beispiels von Krebs verdeutlichen. Es soll allen Menschen Mut machen und Handlungsperspektiven aufzeigen, die Angst vor dieser verbreiteten Krankheit haben

oder gar davon betroffen sind. Wichtig ist noch zu betonen, dass nicht jeder Mensch, der in einer ausweglosen Situation steckt und seine Krise nicht bewältigen konnte, Krebs bekommt. Durch diese innere Erstarrung können Depressionen, Alkoholsucht oder auch, wie vorhin beschrieben, andere Krankheitssymptome entstehen, auf die ich jetzt nicht näher eingehen möchte.

Normalerweise erkennt und vernichtet ein intaktes Immunsystem lebenslänglich alle körperfeindlichen Eindringlinge, wie z. B. Viren, Bakterien und auch Krebszellen. Aber warum versagt es plötzlich und lässt zu, dass ein Tumor wachsen kann?

Die großen seelischen und körperlichen Blockaden übertragen sich auch unmittelbar auf die Funktionen des Immunsystems. Genauso ohnmächtig und hilflos, wie sich der Mensch seiner übermächtigen und bedrohlichen Lebenssituation ausgeliefert fühlt und keine Lösung mehr findet, so ist das Immunsystem spiegelbildlich gelähmt und kann den Körper nicht mehr schützen. Die *innere Tigerkraft* (die Killerzellen; siehe Bild 4) liegt in Ketten und hat keine Möglichkeit einzugreifen, um die Krebszellen zu vernichten, sondern richtet sogar seine Wut und Verbitterung gegen den eigenen Körper!

Bleibt diese emotionale Situation über längere Zeit bestehen, so bewirkt sie auf der körperlichen Ebene gefährliche Übersäuerungs- und Gärungsprozesse.

Der Tumor beginnt ungehindert zu wachsen. Das ursprünglich seelische Drama wird nun auf der körperlichen Ebene ausgetragen und gerade bei Krebs in unübersehbarer Härte zum Ausdruck gebracht. Es geht um den verzweifelten Kampf von *Stirb* oder *Werde*!

Geraten Krebspatienten, die ganz besonders gute professionelle Hilfe und Mitgefühl brauchen, in die unmenschlich kühle und unpersönliche Maschinerie der schulmedizinischen Behandlungsweisen (Operation, Strahlen- und Chemotherapie), die ohnehin sehr belastend und ängstigend sind, so werden sie immer weiter verletzt, existentiell bedroht und geschwächt! Das leider oft respektlose und gleichgültige Verhalten der behandelnden Ärzte, des Pflegepersonals oder anderer Mitmenschen setzt die zerstörerische Misshandlungs- und Traumatisierungskette fort, die in der Vergangenheit der Patienten entstanden ist und mit zu ihrer Erkrankung führte (siehe Bild 2, 3, 4).
Hier wird wieder deutlich, wie groß die Verantwortung ist, sich wohlwollend und einfühlsam kranken Menschen gegenüber zu verhalten und ihnen alle erdenkliche Unterstützung und Zuwendung zu geben.
Hinzu kommt noch das große Geschäft mit der Angst und Not der Patienten, die es nicht wagen, sich gegen zweifelhafte, medizinische Behandlungsmethoden zu wehren. Ich selbst habe erlebt, wie massiv die Drohung von Ärzten sein kann, als ich mich 1998 weigerte, sofort nach der Diagnose ins Krankenhaus zu gehen und mir meine Brust abnehmen zu lassen!
Heute bin ich sehr froh, dass die eigene innere Überzeugung durch mein psychosomatisches Fachwissen stärker war, als die Panikmache im Außen. Ich hatte mir genügend Zeit genommen, um die psychologischen Ursachen, die zu meiner Erkrankung geführt haben, bewusst zu machen und aufzulösen, was meinen Tumor währenddessen eklatant zum Schmelzen brachte. 1 ½ Jahre nach meiner Diagnose fand ich zwei sehr kompetente und einfühlsame Ärzte, deren Behandlung

ich mich voll und ganz anvertrauen konnte.
An dieser Stelle möchte ich noch deutlich machen, dass Chemotherapie und Operation auch wichtig sein können, um ein aggressives Tumorwachstum erst einmal zu beenden und damit wichtige Zeit zu gewinnen. Selbstverständlich müsste der behandelnde Arzt mitfühlend auf seinen Patienten eingehen, ihm sein Vorgehen erklären und auch Behandlungsweisen verändern, die nicht vertragen werden oder zu sehr schwächen.
Durch mehr Aufklärung und Verständnis würde ein Klima von Wärme und Vertrauen geschaffen, was fundamental stärkt und von unnötigen Ängsten und Unsicherheiten befreit.
Parallel zur schulmedizinischen Behandlung braucht der Patient eine, das Immunsystem stärkende, naturheilkundige Unterstützung, sowie eine gute, begleitende Psychotherapie, die einen direkten emotionalen Zugang zum innersten Wesenskern des Menschen schafft. Die alte Schutzmauer muss geöffnet werden, um alte, krankmachende Lebensmuster aufzulösen und seelische Wunden Schritt für Schritt zu heilen.
In den folgenden Kapiteln zu den Bildern 8 und 9 wird dieser psychologische Heilungsweg eingehend beschrieben.

Der Ausbruch durch Gewalt

Ein anderes Symptom dieser inneren, seelischen Verbannung und Versklavung des Menschen ist Gewaltausübung, Amoklauf und auch Terrorismus
(siehe Bild 4: *Vor falschen Heiligen wird gewarnt*).

Stellen Sie sich vor, die gequälte Natur des Menschen ist dieser, aus seinem Gefängnis ausbrechende, geprügelte Tiger, der all seinen explosiven Hass, seine Bitterkeit und Verzweiflung in der Außenwelt austobt und sich blind an unschuldigen und schwächeren Menschen rächt für all das Leid, das ihm angetan wurde. Diese Rachefeldzüge verleihen vorübergehend das Gefühl von Macht und Wiedergutmachung, die besser zu ertragen sind als Schmerz und Ohnmacht.

So lange diese schweren, seelischen Demütigungen und Verletzungen nicht geheilt sind, braucht es immer wieder Opfer oder Sündenböcke, die als entlastende Ventile dienen. Der Psychoanalytiker Horst Eberhard Richter behandelt dieses Thema in seinen Büchern *Die Gruppe* und *Lernziel Solidarität*. Er beschreibt diese kollektiven Abwehrmechanismen als Projektionen eigener, ungeliebter, abgespaltener und aggressiver Schattenanteile auf andersartige oder sozial schwache Menschengruppen (z.B.: Ausländer, Asylanten oder auch Obdachlose).

Denken wir an Jugendliche, die plötzlich in der Schule die Pistole ziehen und blind auf Mitschüler und Lehrer schießen, an Terroristen, die sich selbst in die Luft sprengen und viele unschuldige Menschen mitnehmen oder auch an *normale*, gebildete Menschen in verantwortlichen Berufen und angesehener sozialer Stellung, die ihre Familienangehörigen und Mitarbeiter beherrschen oder quälen. Auch die entsetzliche Tatsache von Kindesmisshandlung und Missbrauch durch Eltern, Lehrer oder sogar Priester lassen sich durch diese Ursachen erklären. Welch ein Ausmaß an Leid und Verzweiflung steht hinter jedem dieser Einzelschicksale!

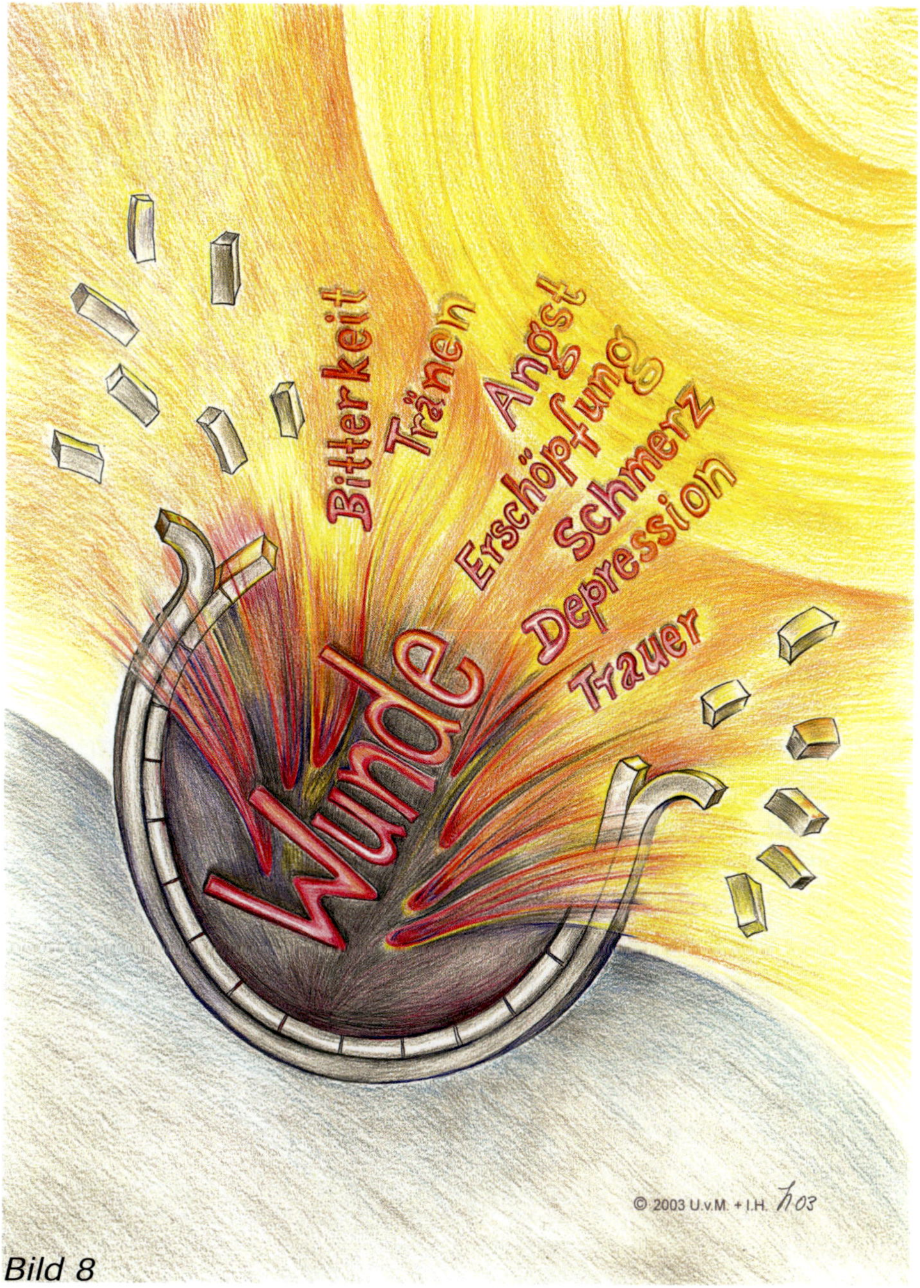
Bitterkeit
Tränen
Angst
Erschöpfung
Schmerz
Depression
Trauer
Wunde
© 2003 U.v.M. + I.H. h03

Bild 8

Bild 8
Das Aufbrechen der Mauer

Es gibt nur einen rettenden Ausweg aus dem inneren, erstickenden Gefängnis, das keine Lebendigkeit und Entwicklungsmöglichkeiten mehr zulässt. Es ist die bewusste Konfrontation mit den eigenen seelischen Verletzungen, die durch Traumatisierungen und Entbehrungen in Kindheit und Jugend entstanden sind (siehe Bild 2).
Ein verständnisvoller therapeutischer Schutzraum ist meist in dieser Befreiungsphase sehr wichtig, damit die Angst, das Schamgefühl oder auch das Entsetzen vor diesen alten, tabuisierten Gefühlen überhaupt ertragen und somit überwunden und aufgelöst werden kann.
Genauso wie Eiter und Gift aus dem Körper entfernt werden müssen, so lebenswichtig ist es für die menschliche Seele, dass die innere Not mit all ihrer Verzweiflung und Ohnmacht bewusst gemacht und ungehindert zum Ausdruck gebracht wird. Es ist eine Katharsis der Seele (d. h. explosionsartige Gefühlsausbrüche), die den oft jahrzehntelang angesammelten, inneren Überdruck auflöst. Wie durch ein heftiges, erlösendes Gewitter nach einer langen und schwülen Hitzeperiode, wird die innere seelische Erstarrung, die mit so vielen Blockaden und Verkrampfungen einhergeht, weggefegt!
Denken wir daran, wie durchdringend laut und verzweifelt Kinder durch Schreien und Weinen ihre Wut, Trauer und Schmerz zum Ausdruck bringen.
Nach ganz kurzer Zeit lachen und spielen sie wieder, als wäre nichts geschehen.

Dieser natürliche, innere Fluss setzt die inneren, schmerzhaften Spannungen frei und verhindert die Entstehung von Blockaden.
Während und unmittelbar nach einer Katharsis wird der Atem tief und der Körper intensiv durchblutet und mit mehr Sauerstoff versorgt, was äußerlich durch eine entspannte, rosige Gesichtshaut, warme Hände und klare Augen wahrnehmbar wird. Eine angenehme innere Ruhe und Erschöpfung stellen sich ein. Tiefer Schlaf und ein gesunder Appetit als Ausdruck dieser Entspannung führen zur Regeneration des gesamten Körpers.

Längst vergessene Erinnerungen mit den dazugehörenden Emotionen tauchen plötzlich wieder auf, führen wie ein roter Faden zurück zu den Wurzeln der persönlichen Lebensgeschichte und öffnen die Tür zum ursprünglichen, innersten Lebenskern (siehe Bild 1, 2, 3). Es ist ein notwendiger, innerer Reinigungsprozess, der den natürlichen Energiefluss von Körper und Seele wieder in Bewegung bringt.
Für mich ist es immer wieder wunderbar mitzuerleben, wie befreiend und verändernd diese explosionsartigen Emotionsentladungen aus diesem innersten Kern unmittelbar auf den ganzen Menschen wirken und gleichzeitig äußerlich sichtbar werden. Wie durch ein Wunder ist die Haut in Augenblicken jünger, straffer und entspannt, die Augen werden klar und strahlend wie frisch gereinigte Fenster, die vorher schmutzig und trübe waren! Die Einheit von Körper und Seele wird dadurch selbst erfahren und am eigenen Leib nachgewiesen.

Frau W., eine 45-jährige, selbstständig arbeitende Frau, wurde durch eine Ehekrise mit massiven Verlust-

und Lebensängsten konfrontiert.
Frau W. litt als kleines Mädchen unter ihrer leidenden Mutter, die ihr Leben lang den Tod ihres ersten Kindes nicht überwinden konnte. Sie durfte nie unbeschwert, lebendig oder gar trotzig sein, sondern musste ständig Rücksicht auf die untröstliche Mutter nehmen und ihre normalen kindlichen Wünsche aufgeben.
Während mehrerer Therapiesitzungen löste sich viel von dem Schmerz, der seit der frühen Kindheit tief vergraben wurde. Durch das Gefühl, in der therapeutischen Situation vollkommen angenommen und geschützt zu sein, konnte sich der innere Druck aller angestauten und verdrängten Emotionen von Angst, Ohnmacht, innerer Verlassenheit und Verzweiflung durch kathartische Ausbrüche auflösen.
Frau W. erlebte diese Zustände wie eine große Befreiung von einer alten Last, die ihr vorher buchstäblich wie ein Stein auf der Brust lag.
Der Verstand konnte diese Geschehen zuerst nicht einordnen, zumal es ihr fremd war, sich wie ein Kind fallen zu lassen und dem inneren, erlösenden Fluss der Gefühle freien Lauf zu lassen.
Empfindungen von wohliger Entspannung, innerer Wärme und von Frieden entfalteten sich regelmäßig nach diesen Ausbrüchen. Ihre Gesichtszüge und Augen wurden immer klarer und die vorher blasse und müde Haut rosig und glatt.
Das neugewonnene Vertrauen von Frau W. in ihre psychische Heilkraft konnte wachsen, was ihren Selbstwert stärkte und die alte Lebensangst Schritt für Schritt heilte.
Speziell bei Krebserkrankungen ist es buchstäblich lebenswichtig, diese innere seelische Verkapselung

aufzubrechen, damit die massiven körperlichen und seelischen Blockaden aufgelöst werden, und der Körper so schnell als möglich wieder mit Blut, Wärme und Sauerstoff versorgt wird.
Nämlich in dem Augenblick, wenn der Tumor mit Sauerstoff in Berührung kommt, ist der Gärungs- und Stickstoffwechsel unterbrochen, was ihm den Nährboden für sein weiteres Wachstum entzieht. Er kann sich so nicht mehr ausbreiten und schrumpft sogar, weil das Immunsystem durch das Auflösen der belastenden Blockaden wieder aktiv und funktionstüchtig wird und seine Schutzpolizei - die Killerzellen - mobilisieren und den Tumor vernichten kann.
Sogar Spontanheilungen lassen sich durch dieses Geschehen erklären.
Besondere medizinische Behandlungen, wie zum Beispiel die Sauerstoff-Mehrschritt-Therapie nach Prof. von Ardenne und Hyperthermie versuchen auf der körperlichen Ebene den Tumor durch erhöhte Sauerstoffzufuhr und künstliches Fieber anzugreifen. Doch können sie die inneren Blockaden nur bedingt lockern oder lösen.
Der Knoten in meiner Brust verkleinerte sich damals 1998 nach der ersten Katharsis um ein Drittel seiner Größe und danach immer mehr durch das kontinuierliche Auflösen weiterer Konflikte und Blockaden.
Bei Krebs ist es verständlicherweise schwieriger als bei anderen Krankheiten, diese dicke Mauer zu durchbrechen, denn sie verdeckt, wie vorher beschrieben, neben massiven Entbehrungen und seelischen Verletzungen auch schwer zugängliche Traumatisierungen (siehe Bild 3, 4, 6, 7)!
Aus diesem Grunde nenne ich den Tumor *die Kammer*

des Schreckens, denn es bedarf viel Mut, Kraft und Vertrauen sie zu öffnen, diese beängstigenden alten Schatten der Vergangenheit anzuschauen und die großen Seelenschmerzen noch einmal bewusst nachzuerleben.
Doch gibt es keine andere Möglichkeit für eine dauerhafte Heilung, als diesen abgedunkelten Tabubereich wieder bewusst zu machen und damit lebensspendende Luft und Licht dort hin zu bringen, damit - im übertragenen Sinn - diese alten vergessenen Wunden nicht weiter eitern, zu Geschwüren werden und den ganzen Körper kontinuierlich vergiften und zerstören!
Diese bedrohliche Krankheit ist eine große Chance für den Betroffenen, seine alten lebensfeindlichen Muster aufzulösen, alle persönlichen und beruflichen Lebensbereiche neu zu überdenken und aufzuräumen, damit der innerste Lebenskern wiedergefunden werden kann. Er ist der goldene Schlüssel zu den Schätzen seiner Lebensquelle, die dem Leben Sinn, Freude, Erfüllung und neue Perspektiven schenken wird (siehe Bild 1).

Frau K., eine 42-jährige Ärztin, kam nach der Operation eines Mama-Karzinoms in meine Praxis. Die Auseinandersetzung mit ihrer Krankheit motivierte sie, sich mit ihren Ängsten und der gesamten, äußerst belastende Lebenssituation zu konfrontieren.
Im Laufe von regelmäßigen Einzelsitzungen kamen sehr tiefe Verletzungen aus ihrer Kindheit und späteren Zeit als Erwachsene zum Bewusstsein. Situationen von Ablehnung und Entwürdigungen waren Frau K. seit ihrer Kindheit vertraut und wurden als *normal* empfunden. Resignation, innere Verzweiflung und Hoffnungslosigkeit waren tief verdrängt und völlig unbewusst.

Seit dem 15. Lebensjahr musste sie hart für die Schule lernen, was sich später im Studium und Beruf fortsetzte. Persönliche Wünsche nach Erholung, Freizeit und nach einem erfüllenden Privatleben blieben völlig auf der Strecke.
Sie litt seit langer Zeit unter chronischem Burnout. Müdigkeit und natürliche, körperliche Schwäche wurden sogar als persönliches Versagen erlebt und bewirkten tiefe Angst. Sie lebte in ständiger Angst, der sie nur durch Leistung und Perfektionismus entkommen konnte. Das Ausmaß dieser großen seelischen Wunde konnte Frau K. kaum ertragen und wehrte sich immer wieder, sie anzuschauen. Argumente wie zum Beispiel *so schlimm kann es doch nicht gewesen sein*, oder *andere werden doch auch mit solchen schwierigen Situationen fertig*, blockierten das Bewusstwerden ihrer verletzten Gefühle und damit die Heilung. Dieser Abwehrmechanismus konnte mit der Zeit glücklicherweise durchbrochen werden, so dass die immensen seelischen und körperlichen Blockaden immer mehr gelöst und die tief verdrängte Verzweiflung mit dem großen Schmerz bewusst werden konnten, was sich in heftigem Weinen und Schluchzen entlud.
Frau K. fühlt sich heute freier und innerlich reicher als je zuvor in ihrem Leben.
Sie lernte, ihre Wünsche und Gefühle anzunehmen und in ihrem Alltag als positive Bereicherung zu integrieren. Sie stellte neue Weichen für ihr Leben, indem sie neue Freiräume für Entspannung und Freude im Privatleben schuf, damit sie auch künftig durch das alte, auszehrende und krankmachende Lebensmuster nicht mehr beherrscht werden kann.

Dieser Heilungsprozess ist wie der Weg eines Menschen, der lange in einem Bergwerk verschüttet war und viele Steine wegschaffen muss, um wieder zurück zum rettenden Ausgang und dem wärmenden Licht der Sonne zu gelangen.
Nicht nur bei Krebs, sondern auch bei vielen anderen Krankheiten, wie z.B. Herz-, Kreislauf-, Magen- und Darmerkrankungen, Migräne, chronischer Müdigkeit oder auch Depressionen ist dieser beschriebene Befreiungsprozess notwendig, damit der emotionale, konfliktbeladene Sprengstoff, der zu diesen Krankheitssymptomen führte, endlich aufgelöst werden kann.

Frau S., eine 59-jährige Frau, kam wegen großen Ängsten vor einem Schlaganfall zu mir.
Sie hatte plötzlich körperliche Lähmungserscheinungen und ständige Schwindelgefühle, die über mehrere Stunden anhielten. Die ärztlichen Untersuchungen zeigten, dass kein Schlaganfall vorlag. Der behandelnde Arzt schlug ihr vor, einen Psychotherapeuten aufzusuchen, da er psychosomatische Ursachen vermutete.
Frau S. wirkte völlig ausgezehrt und war zu diesem Zeitpunkt arbeitsunfähig. Sie hatte keinen inneren Zugang zu ihrem Körper mehr, der ihr schon seit langer Zeit Symptome von Erschöpfung und innerer Verspannung signalisierte.
Frau S. ging in ihrer Arbeit auf und war auch sehr erfolgreich. Viele neue Pläne für die Zukunft neben der normalen Arbeit nahmen ihre Zeit so sehr in Anspruch, dass sie sich selbst und ihren Körpersignale überging. Hungergefühle und Müdigkeit wurden von ihr nicht wahrgenommen, so dass es zu diesem Zusammenbruch kam.

Als Kind war Frau S. sehr einsam und entbehrte die Zuwendung ihrer Mutter, weil diese den Lebensunterhalt für die Familie mitverdienen musste. Außerdem kränkelte die meist überforderte Mutter, was dem kleinen Mädchen noch zusätzlich die Möglichkeit nahm, ihre Nöte und Bedürfnissen zu zeigen. Oma und Opa betreuten sie nur äußerlich, doch konnten beide keine Wärme oder emotionale Zuwendung geben.
Verständnis und Unterstützung hatte sie kaum erfahren, so dass Frau S. sehr früh aus ihrer Notsituation heraus unabhängig wurde, ihr Leben aus eigener Kraft in die Hand nahm und eigene Bedürfnisse verleugnete. Der Zugang zu ihren natürlichen Wünschen nach Liebe, Anlehnung und Verständnis war verschlossen.

Durch den körperlichen Zusammenbruch wurde sie mit ihren Grenzen, ihrer Vernachlässigung von sich selbst und ihrer natürlichen Bedürftigkeit konfrontiert.
Als Frau S. Zugang zu ihren verdrängten Gefühlen von Einsamkeit und Entbehrung bekam, löste sich eine *Gefühlsbombe* alter Schmerzen, Überforderung und Verzweiflung.
Nach dem Auflösen des inneren Überdruckes, konnte sie einen tiefen Einblick in das logische, innerpsychische Geschehen bekommen, welches zu dem Zusammenbruch führte. Sie fühlte sich enorm befreit und der bedrohliche Schwindel war sogar verschwunden!
Ihr Gesicht sah wesentlich frischer und gut durchblutet aus. Die Augen waren nicht mehr wie vorher, matt und ausdruckslos, sondern leuchteten vor Freude und Hoffnung.
Frau S. war total erleichtert und entschied sich, ihr Leben umzustellen, um mehr Zeit für sich selbst, ihre

Gesundheit und wichtigen Grundbedürfnisse einzurichten. Sie erkannte auch, dass sie weiterhin fachliche Unterstützung brauchte, um die alten seelischen Wunden zu heilen. Frau S. wollte zukünftig besser und liebevoller für sich sorgen und mehr Balance zwischen Privatleben und Beruf herstellen.

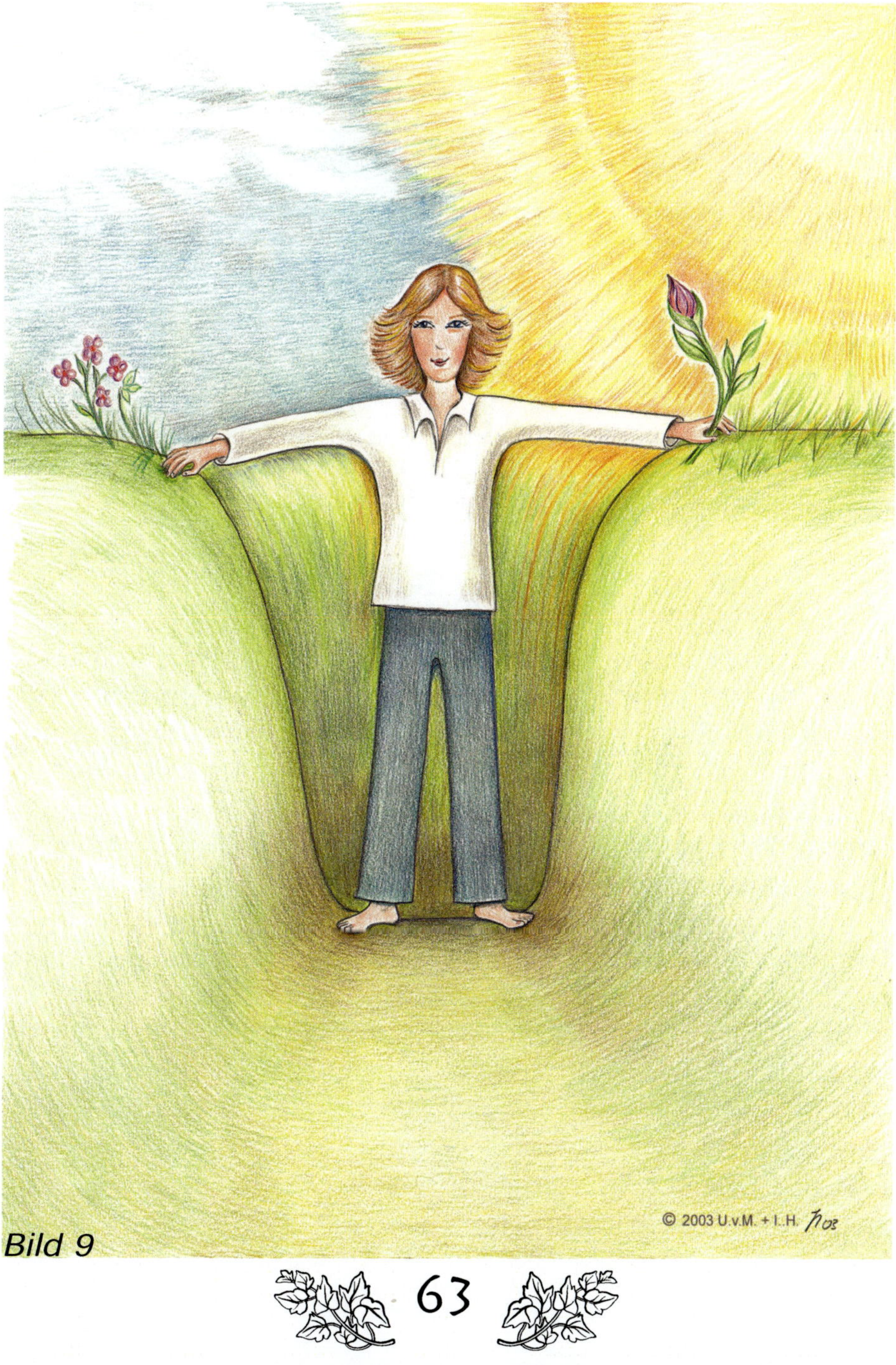

Bild 9

Bild 9
Die seelische Heilung

Wenn nun endlich die alte starre Schutzmauer aufgebrochen ist, und die emotionale Sturmflut den betroffenen Menschen von Verzweiflung, Schmerz und Angst befreit, erlebt er, wie vorhin beschrieben, eine sehr tiefgehende Erleichterung. Diese augenblickliche, positive Veränderung ist wie ein unerwartetes Geschenk des Himmels!

Nach einer langen Zeit der inneren Erstarrung und Seelenfinsternis geht endlich die Sonne wieder auf und schenkt Licht und Wärme, und der natürliche Fluss der Lebensenergie kann gleichzeitig - wie *das Wasser des Lebens* im Märchen - heilende und neue lebensspendende Kraft für Körper und Seele mobilisieren.

Genauso wie körperliche Wunden zuerst von Schmutz, Fremdkörpern und Eiter gereinigt und dann regelmäßig versorgt werden müssen, damit sie vernarben und Schritt für Schritt zu heilen beginnen, können spiegelbildlich auch die seelischen Verletzungen verstanden und behandelt werden.

Die Selbstheilungskräfte von Körper und Seele werden auf natürliche Weise aus sich selbst heraus aktiv. Niemand und nichts von Außen heilt, es können nur Bedingungen dafür geschaffen werden, damit die innere Natur nach ihren eigenen Gesetzten den Heilungsprozess vollziehen kann. Wenn wir diese Naturgesetze wirklich verstehen und ihnen folgen, können sie diese wunderbare, erlösende Aufgabe ganzheitlich übernehmen.

Hat der Mensch in seiner bedrohlichen Krise einen stabilen und geschützten Heilungsraum, wo all seine

tabuisierten, qualvollen Gedanken und Gefühle von Angst, Wut, eigener Wertlosigkeit, Misstrauen, Schuld und Scham liebevoll und wertfrei angenommen und verstanden werden, kann er sie immer umfassender zum Ausdruck bringen und auflösen, damit sie nicht mehr - wie böse, Zähne fletschende Wachhunde - vor dem verletzten Herzen sitzen und den Menschen in ein Gefängnis seiner inneren Isolation, Verzweiflung und Hoffnungslosigkeit verbannen (siehe Bild 3, 6, 7). Nur auf diese Weise wird der Weg zum Leben wieder frei.
Diese lebensentscheidenden, oft neuen Erfahrungen verwandeln Ängste in Vertrauen, alten Schmerz in Kraft und innere Stärke und Verzweiflung in berechtigte Zuversicht und positive Lebensperspektiven. Wie die Muschel, die bei einer Verletzung aus sich selbst heraus eine kostbare Perle erschafft, erlebt der betroffene Mensch seine innere Wandlung wie ein glückliches und befreiendes Erwachen aus einem endlos langen Albtraum. Der über lange Zeit vergessene und entbehrte Schatz von Geborgenheit, Liebe und Wärme kann wie ein Geschenk erfahren und tief empfunden werden.
Während dieser Heilungszeit ist eine mitfühlende und fachlich kompetente, psychotherapeutische Unterstützung absolut notwendig. Auf diese Weise kann die alte Lebensrolle oder Maske, die über viele Jahre Sicherheit und Schutz gab und mit der Zeit zu einem erstickenden Gefängnis wurde, aufgegeben werden!
Aus dem früheren Abgrund des Entsetzens (siehe Bild 5) wächst ein neuer stabiler Lebensboden.
Der innerste Seelenkern ist befreit und kann sich jetzt seiner Natur entsprechend Schritt für Schritt zu einer Quelle von bisher ungeahnter Freude, Dankbarkeit und Liebe entfalten.

Die alten emotionalen Wunden öffnen sich weiterhin in ihrem gesamten Ausmaß und brauchen daher Achtsamkeit und Pflege, um zu heilen.
Meist ist es auch wichtig, den Mangel an Zuwendung auszugleichen und Zeit für sich selbst und seine Herzenswünsche zu nehmen.
Wie durch eine Neugeburt wird uns das wiedergewonnene Leben mit all dem Glanz und seinen herrlichen Farben wiedergeschenkt! Stellen Sie sich vor, wenn es nach jahrzehntelanger Dürre in der Sahara endlich einmal ausgiebig regnen und die Vegetation plötzlich wachsen und in kurzer Zeit erblühen würde! Diese Wüste könnte sich in ein nährendes, lebensspendendes Paradies für Menschen und Tiere verwandeln. Genauso umfassend ändert sich das Lebensgefühl eines Menschen, der seinem inneren Gefängnis entkommen ist und die neu gewonnene Freiheit mit allen Sinnen bewusst erleben kann. Tränen der alten Trauer und des neuen Glückes vermischen sich zu einem warmen und heilsamen inneren Strom, der wie ein wohltuender Balsam alle Stacheln und Verletzungen aus den Tiefen des Herzens herauswäscht.
Jetzt schreitet der Heilungsprozess immer weiter voran. Durch die befreiende Erfahrung von angenommen und verstanden werden, fallen schwere Lasten von der Seele. Logik und Sinnfindung kommen anstelle von Abstumpfung, Ohnmacht, Resignation oder Verzweiflung in das Geschehen von Krankheit und Leid. Vertrauen, Freude, Liebe, Lebensmut, mehr Vitalität und neue Lebensperspektiven sprudeln aus der wiedergewonnenen, sich entfaltenden inneren Seelenquelle des Menschen. Die alten, vertrauten, jedoch krankmachenden Familien- und Verhaltensmuster werden bewusst

gemacht und Schritt für Schritt aufgelöst.
An dieser Stelle möchte ich zwei Beispiele aus meiner Praxisarbeit geben:

Herr F., ein 58-jähriger Mann, litt sein Leben lang unter schweren Depressionen. Nach mehreren Psychotherapien und einer psychosomatischen Kur, konnte er von seiner Alkohol- und Tablettensucht geheilt werden. Trotz allem fühlte er sich immer noch innerlich sehr einsam und nirgendwo zugehörig.
Als 4-jähriger Junge kümmerte er sich schon um seine 1 ½-jährige, jüngere Schwester, die als Nesthäkchen die meiste Aufmerksamkeit der Mutter bekam.
Herr F. war als kleines Kind immer der *Große* und übernahm viel zu früh Verantwortung und wurde sogar die Stütze der durch Überbelastung kränkelnden Mutter.
Seiner ursprünglichen Bedürftigkeit nach Liebe und Anlehnung, sowie die Rivalität mit der Schwester mit allen aggressiven Impulsen nach Durchsetzung und Selbstbehauptung, wurden verdrängt. Er neigte zu Schuldgefühlen, übermäßiger Selbstkritik und Perfektionismus. Seine natürliche Wut richtete er gegen sich selbst.
Durch das Bewusstwerden seiner kindlichen Bedürfnisse und der früheren, belasteten familiären Gesamtsituation, konnte er sich selbst, mit seinen Stärken und Schwächen besser verstehen und annehmen.
Viel Schmerz und Verzweiflung lösten sich über längere Zeit hindurch, was den Weg für die Heilung seiner Depression frei machte.
Heute kann Herr F. endlich lachen und tragende Beziehungen zu anderen Menschen eingehen. Das neu

gewonnene Bewusstsein für seinen eigenen, positiven Wert löste das alte Zerrbild von Minderwertigkeit auf, was ihm neue Zuversicht und Lebensfreude schenkte.

Frau B. litt seit dem Tod ihrer Mutter, als sie 10 Jahre alt war, unter Lebensängsten und Depressionen.
Ihr Vater konnte seinen eigenen Schmerz über den Verlust seiner Frau nicht zulassen und war nicht in der Lage zu trösten.
Frau B. zog sich in eine Traumwelt zurück und verschloss ihre große Trauer.
Sie fühlte sich nirgendwo zu Hause und litt unter großen Verlustängsten in ihrer Partnerschaft. Ihre innersten Wünsche und Anliegen behielt sie für sich und hatte Angst, sich ihrem Partner zu offenbaren.
Mangelndes Vertrauen und tiefe Resignation blockierten die ersehnte Nähe und den Wunsch, eine Familie zu gründen.
Als die große Trauer über den frühen Verlust der Mutter bewusst werden und der verdrängte Schmerz nach außen abfließen konnte, fühlte sie sich von einer riesigen Last befreit. Die alte, innere Isolation und Verlustangst lösten sich mit der Zeit, so dass Frau B. dadurch in ihrem Leben mehr Freude empfindet und positive Perspektiven für die Zukunft schmiedet.
Endlich hatte sie den Mut, ihrem Lebenspartner ihre Herzenswünsche und Ängste mitzuteilen, was mehr gegenseitige Nähe und Vertrauen in der Beziehung schenkte.

Der Mensch ist durch diesen Heilungsweg nicht mehr länger der versklavte Spielball seiner erlernten Lebensrollen, Masken und Muster und die seiner Angehörigen,

Kollegen oder Mitarbeiter, sondern wird zum selbstverantwortlichen Regisseur seines Lebens!
Das Bewusstsein für den eigenen, kostbaren Wert und für seine individuellen Neigungen und besonderen Fähigkeiten beginnt zu erwachen. Wie in den Märchen verwandelt sich nun allmählich der *Frosch* in den *Prinzen* oder das *hässliche junge Entlein* endlich in den herrlichen Schwan! Es ist eine Entzauberung der alten negativen Selbst- und Lebensbilder, die durch Verletzungen und Demütigungen in der Vergangenheit entstanden sind! Die Qual des permanenten Gefühls, ungeliebt, schuldig und wertlos zu sein, mit ihrer verzweifelten, angstvollen und aufreibenden Hetzjagd nach Anerkennung und Selbstverteidigung geht zu Ende. Der Ausweg durch die betäubenden, schmerzlindernden, doch schädlichen Gesellschaftsdrogen, wie Alkohol und Zigaretten etc. (siehe Bild 4) oder auch Psychopharmaka ist überflüssig geworden.
Das persönliche Leben, sei es privat oder auch beruflich, kann neu gestaltet werden. Zerstörerische Beziehungen und Strukturen, die den Menschen in seinem gegenwärtigen Leben auszehren, immer wieder verletzen oder in seiner Entfaltung stagnieren lassen, werden klar erkannt, positiv verändert, oder wenn nötig, ganz aufgegeben.
Äußerst bedeutsam ist, ein liebevolles, nährendes und entwicklungsförderndes Umfeld aufzubauen, das von gegenseitiger Achtung, Vertrauen und Unterstützung getragen wird.
Dieser neu errungene, fruchtbare Lebensboden ist der dauerhafte Ausweg aus dem Teufelskreis von Selbst- und Fremdzerstörung.
Die Dauer und der Verlauf dieses Heilungsprozesses ist

sehr individuell und richtet sich jeweils nach Größe und Schwere der Altlasten und Verwundungen.

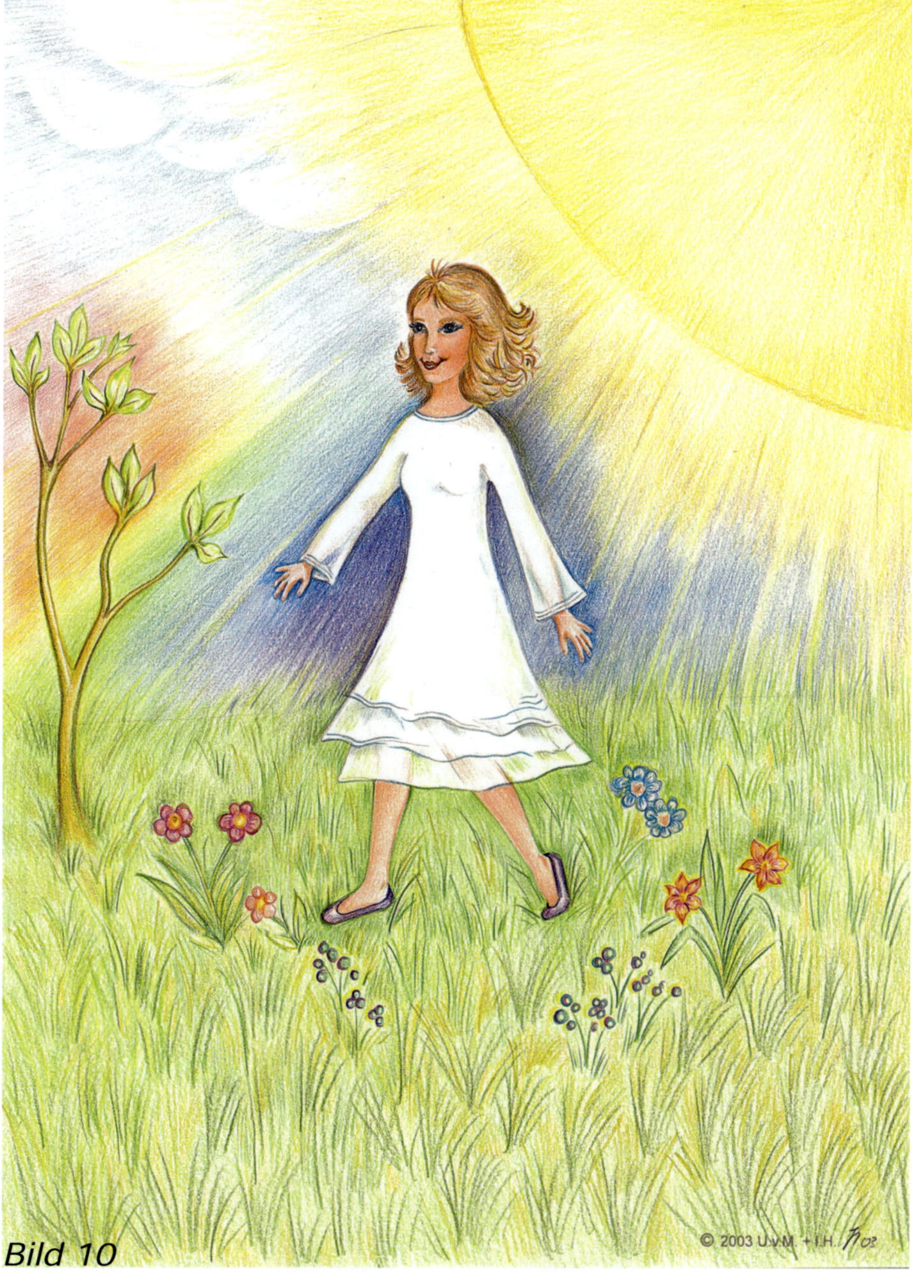

Bild 10

Bild 10
Die befreite Natur des Menschen

Durch seinen individuellen Heilungsweg findet der Mensch früher oder später seinen innersten Lebenskern wieder, der sich zu einer wunderbaren Lebensquelle öffnet. Dieser mit nichts zu vergleichende und unersetzbare Schatz, der wie die strahlende Sonne, das Leben mit Licht und Glanz erfüllt, ist zurückgekehrt! Der eigene Wert ist durch das Auflösen alter, negativer Selbst- und Lebensbilder bewusst geworden und kann als eine große Bereicherung tief erlebt und geachtet werden! Die alten, belastenden Rollen, die Maskerade, die das innere Gefängnis aufbaute, sind aufgelöst.
Es ist wie eine Neugeburt, die aus der seelischen Verzerrung erlöst und die eigene Einmaligkeit und Kostbarkeit hat sichtbar werden lassen. Man braucht nicht mehr perfekt sein, sondern ist endlich der authentische, lebendige Mensch mit Stärken, Schwächen und einem Grundvertrauen zu sich selbst und seinem Leben.
Dieser kontinuierliche Heilungsprozess befreit das strahlende Juwel im Inneren des Menschen, der vorher verzweifelt und voller Angst und Schmerzen war.
Positive Veränderungen im privaten und beruflichen Leben können, wenn nötig, mutig in Angriff genommen werden.

Ausblick

Die Aussage und Botschaft der 10 Seelenbilder in den letzten Kapiteln sollen die wesentlichen und grundlegendsten psychologischen Gesetzmäßigkeiten, welche die schicksalsweisende Entwicklung des Menschen von frühester Kindheit und Jugend an bis hin ins Erwachsenenalter bestimmen, sichtbar und nachvollziehbar machen. Es wird deutlich, wie ungeheuer groß die eigene Macht und Verantwortung ist, die jeder Einzelne für sein eigenes Schicksal und das seiner Kinder und Mitmenschen hat!
Wir alle haben, ob bewusst oder unbewusst, einen wirksamen Schlüssel in der Hand, der darüber entscheidet, ob unser Lebensweg liebevoller, menschlicher oder weiterhin zu einer krankmachenden Hölle von gegenseitigen Verletzungen, subtiler oder offener Gewalt und auch Gleichgültigkeit gestaltet wird! Wichtig ist, erst einmal diese einfachen und heilsamen Lebensgesetze der menschlichen Seele zu verstehen und selbst zu erfahren.
Wir alle brauchen diese Kraft und Lebensfreude spendenden, kostbaren Sonnestrahlen und Juwelen der gegenseitigen Wertschätzung und Wärme nicht nur zu Weihnachten, Geburtstagen oder zu anderen Jubiläen, sondern kontinuierlich für unser alltägliches Leben. Es ist dieser unersetzbare Nektar für die Seele, der unser Leben unmittelbar positiv verändern und zum Blühen bringen kann.
Denken Sie jetzt einmal an ein verliebtes Paar. Diese beiden Menschen strahlen einen besonderen, unverwechselbaren Glanz und Zauber des Glücks aus, was in dem starken Gefühl des vollkommen Geliebt- und

Angenommen-Seins wurzelt. Verliebte nehmen sich selbst und den anderen äußerst intensiv wahr und achten und respektieren sich gegenseitig in hohem Maße! Sie schauen sich lange und intensiv in die Augen und sind überglücklich über kleine Aufmerksamkeiten, die vorher, unter normalen Umständen, noch als Belanglosigkeiten untergegangen wären. Die Pflichten verlieren plötzlich ihre Schwere und Monotonie. Wie von Flügeln getragen, erhebt diese Liebe jeden mit Leichtigkeit und Freude über die vorher grauen und bedrückenden Wolken des alltäglichen Lebenskampfes.
Ähnlich beflügelnd und stärkend wirkt das Lob oder ein überraschendes Geschenk eines Freundes, Kollegen oder Angehörigen.
Kinder, Tiere, alte und kranke Menschen sind wie vorher schon beschrieben, für diese liebevolle Zuwendung in einem sehr hohen Maße empfänglich und davon abhängig.
An dieser Stelle möchte ich mit Ihnen, liebe(r) Leser(in), eine sehr bemerkenswerte Begebenheit teilen:
Eine mir nahe stehende Freundin betreute in einem Altenheim eine an Demenz erkrankte alte Dame, die seit längerer Zeit weder in der Lage war zu sprechen, noch ihre Angehörigen zu erkennen. Oft starrte sie nur apathisch in die Luft und nahm an ihrer Umgebung keinen Anteil mehr. Die Nahrungsaufnahme wurde vehement abgelehnt.
Durch die über längere Zeit konstante, liebevolle Zuwendung meiner Freundin, die herzliche Ansprache und den zärtlichen Körperkontakt, begann die alte Dame wieder zu lächeln und einige Worte zu sagen. Sie zeigte ihre Liebe und Dankbarkeit durch ihre strah-

lenden Augen und ihren zunehmenden Händedruck. Außerdem begann sie wieder, Nahrung zu sich zu nehmen, was den Allgemeinzustand enorm verbesserte.

An diesem Beispiel wird deutlich, wie entscheidend ein liebevoller Kontakt zu einem alten Menschen sein kann, der anscheinend mit dem Leben abgeschlossen hatte und innerlich nicht mehr zu erreichen war und durch Ansprache und Berührung wieder zurück ins Leben finden konnte.
Liebe und Zuwendung kommen immer an, egal wie hoffnungslos die Situation eines Menschen zu sein scheint. Sie sind ein Zauberelixier des Lebens, das irgendwann jede Erstarrung oder Mauer aufweicht und wie die Wärme der Sonne das gefrorene Eis im Frühling dahinschmelzen läßt. Selbst die erloschenen Augen eines alten Menschen, der bereits aufgegeben wurde, können wieder strahlen. Ist das nicht wunderbar?
Wir müssen uns diese Tatsache nur bewusst machen und uns daran erinnern, wie gut dieses Elixier jedem Lebewesen tut - auch uns selbst - und wie viele kleine und große Wunder wir damit in unserer unmittelbaren Umgebung bewirken könnten.

Der Ausweg aus der Krise

Perspektiven individueller und gesellschaftlicher Weiterentwicklung durch innere Heilung und Bewusstseinswandel

Die Macht und Verantwortung für das Leben, die Gesundheit und Zukunft unserer Kinder liegt besonders in den Händen all derer, die mit ihrer Erziehung beauftragt sind. Deswegen möchte ich Ihnen, liebe(r) Leser(in) die Situation von Eltern, Lehrern und Menschen in helfenden Berufen etwas nahe bringen und später an deren Beispiel konkrete Hilfestellungen und Perspektiven aufzeigen, die Ihnen ermöglichen sollen, mehr Lebensqualität in den Alltag zu bringen und den inneren Spagat zwischen Pflichterfüllung und Ihren lebenswichtigen Grundbedürfnissen besser zu meistern. Diese Berufsgruppen, zu denen ich auch Eltern zähle, haben Kraft ihrer Autorität einen großen Einfluss auf heranwachsende Kinder und hilfsbedürftige Menschen, der entweder positiv unterstützend oder sogar verhängnisvoll sein kann.
Wie schon eingehend (siehe Bild 2) beschrieben, sind alle Erwachsenen einmal Kinder gewesen und von ihrer Ursprungsfamilie und Lebensgeschichte geprägt.
Die alten seelischen Verletzungen aus Kindheit und Jugend haben, trotz fachlicher Ausbildung und Kompetenz, immer einen Einfluss auf das Erleben und Verhalten in Beruf und Familie. Sie haben zur Entwicklung von wichtigen Überlebensmustern geführt, die selbst Menschen mit hohen Idealen und anfänglicher Begeisterung an ihrer gewählten Aufgabe scheitern und verzweifeln lassen (siehe Bild 2, 3, 4, 5). Die anfängliche

Freude und das große Engagement kann sich zu Resignation, Ohnmacht und chronischer Unzufriedenheit verkehren. Doch gibt es aus jeder Sackgasse immer gute Lösungen und Auswege, die neue und bessere individuelle Lebensperspektiven schaffen (siehe Bild 8, 9, 10).

Es ist wichtig, die eigene innere und äußere Gesamtsituation mit den verschiedenartigen Rollenanforderungen zu verstehen, die wir in unserem Leben zu erfüllen haben. Ebenso sollten die persönlichen Grenzen oder Schwächen als etwas natürlich Menschliches akzeptiert und, wenn nötig, Unterstützung eingeholt werden. Zum Beispiel könnte es für den Chefarzt eines Krankenhauses, der gleichzeitig Familienvater und Ehemann ist, sehr schwer sein, die eigenen Bedürfnisse nach notwendiger Ruhe und Regeneration mit den hohen Anforderungen seiner Patienten, Kollegen und denen seiner Familie in Einklang zu bringen. Ähnlich problematisch wäre es zum Beispiel für eine Mutter von zwei Schulkindern, die gleichzeitig Ehefrau und Lehrerin an einer Hauptschule ist, allen Aufgaben gerecht zu werden, ohne irgendwann total erschöpft und ausgezehrt zu sein.

Wird diese ständige Überforderung als Normalität angesehen und nicht verändert, führt sie nicht nur zu Fehlleistungen und Konflikten in Beruf und Familie, sondern auch zum Verlust von Gesundheit und Lebensfreude.

Wir alle gehen selbstverständlich zum Arzt, wenn unser Körper verletzt, schwach oder krank ist und deswegen behandelt werden muss und operieren nicht heimlich selbst mit Schere und Messer.

Nur bei seelischen Wunden, die oft durch Angst und

Schamgefühle verdeckt oder sogar tabuisiert werden, ist es viel schwieriger, parallel zu den alltäglichen Aufgaben, auch auf das eigene Wohl zu achten.
Genauso wie der Körper, braucht auch die menschliche Psyche regelmäßige Pflege und wenn nötig, gute professionelle Hilfe (siehe Bild 4 und 5). Wichtig ist, so frühzeitig wie nur möglich zu erkennen, wenn destruktive Lebensmuster das tägliche Miteinander zu sehr beherrschen. Dann wäre es vergleichsweise wie bei akuten Zahnschmerzen, bei denen jeder von uns sofort und selbstverständlich professionelle Hilfe und Unterstützung in Anspruch nimmt, damit das *Übel an der Wurzel* erkannt und beseitigt wird.

Die wichtigste Aufgabe der Welt

Besonders entscheidend und Schicksal bestimmend ist die große Aufgabe aller Eltern, ihren Kindern über viele Jahre hindurch Vorbild, Schutz und kontinuierliche liebevolle Fürsorge zu geben. Sie legen nicht nur das Lebensfundament für ihre Kinder, sondern gleichzeitig für die Enkel und zukünftigen Generationen.
An dieser Stelle möchte ich meine Wertschätzung für alle Mütter ausdrücken, die ohne gesellschaftliche Anerkennung aus innerer Überzeugung für ihre Kinder da waren und da sind. Wie wenig wird oft ihre Aufgabe gewürdigt, die sie in der Familie übernehmen! Es ist *normal*, dass sie sich zurücknehmen und auf vieles zugunsten der Familie verzichten. Sie ist beruflich *nur* Hausfrau und Mutter, ohne Honorierung und Anspruch auf Ferien. Die Frau und Mutter trägt die alltäglichen, kleinen und großen Sorgen ihres Mannes und ihrer Kinder. Sämtliche Krankheiten mit nächtlichem Aufstehen, Konflikte in Kindergarten, Schule und zwischen Geschwistern müssen tagtäglich gemeistert werden.
Es ist kein Wunder, dass viele Frauen in dieser Rolle überfordert, unglücklich und enttäuscht sind, besonders wenn der Ehepartner und die Umwelt wenig Verständnis für ihre besondere Aufgabe entgegenbringen. Respektlose Bemerkungen wie zum Beispiel *Was machst du schon den ganzen Tag?* oder *Du hast es gut und kannst zu Hause bleiben* sind weit verbreitet.

Die Abhängigkeit vom verdienten Geld des Mannes kann so als entwürdigend erlebt werden, wenn die Mutter nicht selbst berufstätig ist und ihr deshalb Vorwürfe gemacht werden. Wie oft geben Mütter ihre

Kinder zu früh in eine Krippe und anschließend in einen Kinderhort, damit sie durch den Beruf finanziell unabhängig sind und die so wichtige Wertschätzung ihrer Person bekommen. Es bleibt nach der Arbeit wenig Zeit und Energie für das Kind übrig. Meist wird der Alltag mit seinen Pflichten nur noch strukturiert und organisiert.
Muse und notwendige Zeit für sich selbst, den Partner und das intensive Erleben des Kindes bleibt so auf der Strecke. Kinder werden zu zahlreichen Aktivitäten wie z. B. Fußball, Tennis oder Spielgefährten gefahren und wieder abgeholt. Es geht fast nur noch um *Tun* und *Machen*, anstatt um wirkliches miteinander *Sein*. Es fehlt die Muse für gegenseitige, innere Anteilnahme und den Austausch über die wichtigsten Herzensangelegenheiten, was wie ein stärkendes Lebenselixier für die menschliche Seele wäre.
Auch Ehepartner begegnen sich oft nur noch in der Rolle als Vater und Mutter über ihre alltäglichen Pflichten und deren gegenseitige Aufteilung. Der Glanz und die Liebe zwischen Mann und Frau, die sie einmal zusammengeführt und verbunden hatte, wird immer mehr von reinen Funktionen überschattet. Auch viele Männer fühlen sich von ihrer Frau nicht mehr wahrgenommen und ins Abseits gedrängt, wenn es nur noch um das Wohl der kleinen Kinder geht.
Die Kluft zwischen ihnen wächst immer mehr, wenn nicht regelmäßig Zeit für intensive Zweisamkeit und inneren Austausch eingerichtet wird.
Das Leben eines Paares ändert sich vollkommen in dem Moment, wenn ein Kind geboren wird, und sie nicht mehr nur Mann und Frau füreinander sind, sondern zusätzlich die Rollen von Mutter und Vater ausfüllen.

Wir erinnern uns jetzt, dass jede Entwicklungsphase des Kindes besondere Anforderungen an die Eltern stellt und gleichzeitig alte Familienmuster, Erfahrungen, Verletzungen oder auch Defizite aus deren Kindheit reaktiviert. Je größer der Mangel an Geborgenheit und Liebe früher war, umso schwerer ist es in der Gegenwart Geduld und Verständnis für das eigene Kind, den Partner und sich selbst aufzubringen. Für die Eltern ist es eine große Herausforderung, sich tagtäglich diesen inneren und äußeren ineinander greifenden Anforderungen zu stellen. Sie kommen sehr oft an ihre Grenzen oder sogar darüber hinaus.
Kinder brauchen sehr viel Zuwendung, Schutz und Liebe, jedoch genauso Orientierung und Einhalten von Regeln. Die Balance zwischen Zärtlichkeit und aggressiven Machtkämpfen, dem Ja- oder Neinsagen zu den kindlichen Wünschen muss immer wieder neu gefunden werden.
Kinder beginnen, sich, besonders ab der Trotzphase mit ca. 2 Jahren, von den Eltern abzugrenzen und ihren eigenen Willen durchzusetzen. Ihre Wutausbrüche und Rebellion sind in dieser wichtigen Entwicklungszeit ganz natürlich und für die Identitätsbildung wichtig.

Durfte nun der Vater oder die Mutter in ihrer Kindheit nicht *nein* sagen oder wurde der eigene Wille damals sogar gebrochen, so beinhaltet diese besondere Phase und auch die spätere Pubertät ein starkes Konfliktpotential.
Genau hier wäre eine große Chance, sich auf das eigene Innere zu besinnen und die Konflikte aus seiner Kindheitsgeschichte anzuschauen und zu bearbeiten, damit alte seelische Wunden und Verstrickungen mit

der Ursprungsfamilie geheilt werden können. Es würde das Leben enorm erleichtern und neues Verständnis, Geduld und Kraft für das Kind und den Partner wecken. Mehr notwendige Sicherheit und Klarheit in normalen, entwicklungsbedingten Konfliktsituationen würden ein angemessenes Verhalten ermöglichen.

Ganz besonders wichtig ist es für Eltern, ihre eigenen inneren Ressourcen regelmäßig aufzufüllen, d. h. Kraft und Lebensfreude zu tanken, damit es nicht zu chronischer Überforderung kommt, die mit Aggressionen, Gereiztheit oder unausgesprochener Anklage durch Selbstaufopferung einhergeht und zu einem vergifteten Familienklima führt. Kinder leiden darunter und fühlen sich schuldig dafür (siehe Bild 2, 3, 4).
Erscheint der empfundene Konflikt unlösbar und immer wieder neu belastend, so ist es wichtig, bei Psychotherapeuten oder Erziehungsberatungsstellen professionelle Hilfe zu suchen. Dabei wäre zu beachten, dass sich die Eltern mit ihrem Kind angenommen und verstanden fühlen und der Berater, Arzt oder Therapeut nicht aus einer ablehnenden inneren Haltung heraus agiert (siehe Bild 4) und trotz fachlicher Qualifikation, seine ungelösten Konflikte auf seine Klienten überträgt. Ironie, Überheblichkeit, Entwertungen und Gefühlskälte sind Anzeichen dafür.
Entscheidend ist, ausschließlich gute, professionelle Unterstützung in Anspruch zu nehmen, die von verständnisvoller Achtung und Annahme dem Hilfesuchenden gegenüber getragen wird. Diese positive Grundstimmung schafft erst eine Vertrauensbasis, die wie wohltuender Balsam eine tiefere seelische Öffnung und Heilung ermöglicht.

An dieser Stelle möchte ich wieder betonen, wie wichtig Seelenhygiene und Achtsamkeit für jeden von uns ist, damit die alten, destruktiven Lebensmuster nicht laufend reproduziert werden. Es ist also kein Luxus, Kraft und innere Ruhe zu tanken und dadurch Lebendigkeit und Freude wiederzufinden, sondern eine große Notwendigkeit und Verantwortung für jeden einzelnen Menschen (siehe Bild 1, 2, 3, 4)!
Genauso lebensentscheidend, wie bei Eltern, Beratern, Therapeuten und Ärzten, ist die innere Grundhaltung von Erziehern und Lehrern, mit der sie ihre Kinder bzw. Schüler behandeln und ihnen das *Lernen für das Leben* beibringen. Kinder brauchen immer die Achtung, Wertschätzung und Liebe ihrer Autoritäten und Vorbilder. Auch wenn aggressive Auseinandersetzungen zum Ausbalancieren der Grenzen und Kräftemessen stattfinden müssen, fühlen die Kinder den emotionalen Grundton des Erwachsenen sehr genau und verinnerlichen entweder die mitschwingende Ablehnung oder auch Akzeptanz.
Ich möchte Ihnen zur Veranschaulichung die zwei folgenden Beispiele aus meiner therapeutischen Arbeit geben.

Beispiel 1

Frau K. suchte Hilfe für ihr 10-jähriges Mädchen Gabriela, die unter großen Schul- und Leistungsängsten litt. Das Kind musste vor Klassenarbeiten erbrechen und klagte über Bauchschmerzen.
Früher war sie ein richtiger Sonnenschein und ging

selbstbewusst und angstfrei auf andere Kinder und fremde Erwachsene zu.
Seit der Einschulung zog sie sich zurück und verzweifelte an ihrer Vorstellung zu versagen. Sie hatte Angst, dumm und unliebenswert zu sein und brach oft darüber in Tränen aus.
In der folgenden Therapie kam schnell heraus, dass ihre erste Klassenlehrerin sie 2 Jahre lang ohne Grund mit ironischen Bemerkungen demütigte. Ein verletzender Ausspruch dieser Lehrerin war *blonde Haare und nichts im Kopf*. Für Gabriela brach damals die bisher heile Welt zusammen, obwohl sich ihre Eltern nach wie vor liebevoll um sie bemühten.
Glücklicherweise fiel der Mutter diese Veränderung auf, und sie nahm ihr Kind von dieser Schule, wo es auch der Rektorin an Einsicht und Einfühlung mangelte.
Später kam zufällig durch die Mutter eines Mitschülers aus Gabrielas alter Klasse heraus, dass mehrere Kinder abgewertet und als *dumm* und *faul* hingestellt wurden.
In so einem Fall ist es sehr wichtig, dass die Eltern ihrem Kind glauben und es vor verletzenden Verhaltensweisen von Lehrern oder anderen Autoritäten schützen.
Während ihrer Spieltherapie löste sich die Angst des kleinen, sensiblen Mädchens mit dem damit verbundenen Vertrauensverlust auf. Gabriela verstand durch ihre geschützte Situation sehr schnell, dass nicht sie, sondern die Lehrerin falsch gehandelt hatte. Sie lernte durch diese Erfahrungen nicht nur zwischen guten und bösen Verhaltensweisen von Erwachsenen zu unterscheiden, sondern auch, wie sie sich zukünftig dagegen wehren und schützen kann. Auch die Erkenntnis,

in der Schule Fehler machen zu dürfen, befreite Gabriela von Blockaden und innerem Druck beim Lernen. Die Hilfe ihrer liebevollen Eltern und der neuen Lehrerin gab ihr wieder Mut und Sicherheit. Die frühere Lebensfreude und Unbeschwertheit aus der Vorschulzeit des Mädchens kam wieder zurück.

Beispiel 2

Frau B. hatte große Probleme mit den Tischmanieren ihrer Kinder. Sie schimpfte und regte sich fast täglich darüber auf, dass während jeder Mahlzeit der Tisch und die Kleidung der Kinder schlimm verkleckert würden. Frau B. war aufgebracht und aggressiv, wenn ihre Kinder nicht auf sie hörten. Sie erlebte deren Verhalten als eine persönliche Kränkung und reagierte deshalb sehr streng und ablehnend auf sie.
Ihre älteste, 10-jährige Tochter Jennifer war, im Gegensatz zu ihren beiden kleineren Brüdern, sehr brav, innerlich zurückgezogen und ängstlich. Sie litt von allen Kindern am meisten unter Mutters Strenge.
Frau B. war bereit, ihren Konflikt in mehreren Einzelsitzungen aufzuarbeiten.
In ihrer Kindheit durfte sie keine Wünsche äußern und musste alles essen, was auf den Tisch kam, auch wenn sie keinen Hunger oder Appetit hatte. Sie war es gewohnt, ihre eigenen Vorlieben aufzugeben und ebenso ihre Körpersignale zu übergehen. Gehorsam und Disziplin waren bei ihren strengen Eltern an der Tagesordnung. Ihre Rebellion mit allen verletzten und aggressiven Gefühlen musste verdrängt werden.
Als nun das Ausmaß ihrer früheren kindlichen Not und Verzweiflung bewusst wurde und endlich einmal durch

Weinen und Schreien ausgedrückt werden konnte, fühlte sie sich von einer schweren Last befreit. Der ganze Körper war entspannt und der latente Schmerz im Magen, den sie oft spürte, verschwunden. Anschließend konnte sie mit den *Tischmanieren* ihrer Kinder viel verständnisvoller umgehen und wieder mit ihnen lachen. Auch Jennifer wurde offener und selbstbewusster und verlor plötzlich ihre Ängstlichkeit.

Immer dann, wenn die Ursachen von Konflikten wirklich in ihrer Tiefe verstanden und gelöst werden können, zieht es eine heilsame und befreiende Wirkung für den Betroffenen selbst und für seine unmittelbare Umgebung nach sich.

Auch Autoritäten brauchen Hilfe

So ähnlich, wie sich Eltern um ihre Kinder kümmern, wenden sich Menschen in helfenden und sozialen Berufen fast täglich den Anforderungen und Nöten ihres Klientels zu.
Zum Beispiel sind Ärzte, Krankenschwestern, und Pfleger in Krankenhäusern und Altenheimen oder auch Pädagogen und Erzieher in Krippen und Schulhorten durch ihre aufopferungsvolle Aufgabe ständig fachlich und emotional gefordert. Lehrer in der Schule werden zu ihrer ursprünglichen Aufgabe, Lernstoff zu vermitteln, oft zusätzlich mit harten psychischen und familiären Konflikten ihrer Schüler konfrontiert, die sich unmittelbar auf deren Lern- und Sozialverhalten in der Klasse auswirken. Sie sind dadurch häufig überfordert und müssten zusätzlich zu ihrem Lehrerstudium noch psychotherapeutisch ausgebildet sein, um das große Konfliktspektrum zu bewältigen. Gewalt zwischen Schülern und die verzweifelte Hoffnungslosigkeit durch Leistungsdruck, Versagensängste und mangelndem Selbstwert, können im Rahmen einer Schule nicht berücksichtigt werden, obwohl gerade hier Hilfe dringend notwendig wäre. Verzweiflungstaten wie Suizidversuche oder Drogenkonsum sind Ausdruck dieser Situation.
Genauso wie Lehrer, sind Psychotherapeuten, Berater, Sozialarbeiter, Priester oder auch Juristen, die tagtäglich mit dem unterschiedlichsten Leid von Menschen umgehen, oft überfordert und bräuchten regelmäßige Supervision, Regeneration und einen positiven Ausgleich in ihrem Privatleben, um die eigene Gesundheit und Lebenskraft zu erhalten.

Chronische Erschöpfung, die mit Kaffee und Zigaretten lange kompensiert wird, führt irgendwann zu einem gefährlichen Burnout. Psychosomatische Erkrankungen, wie Schlafstörungen, Nervosität, Magen-, Darm- oder auch Herzbeschwerden, sind die Folge dieser Auszehrung. Es ist kein Wunder, wenn die persönliche Lebensqualität dabei auf der Strecke bleibt und sich eine depressiv pessimistische oder auch aggressive Grundstimmung einstellt, die das eigene Leben und soziale Umfeld negativ beeinflusst. Machtkämpfe, Mobbing oder auch Lustlosigkeit und Resignation resultieren aus diesem Teufelskreis, der sich in allen Gesellschaftsschichten bishin zu Politik und Wirtschaft auswirkt.

Genau dieser Kreislauf von Negativität muss unterbrochen werden, damit endlich ein menschenwürdiges Leben gestaltet werden kann.

Nehmen Sie sich jetzt, liebe(r) Leser(in), einige Minuten Zeit und denken an einen Moment der Freude in Ihrem Leben zurück.

Wann haben Sie sich zuletzt wirklich glücklich und erfüllt gefühlt? Vielleicht waren Sie als Jugendlicher nach dem Abitur oder Schulabschluss voller Stolz, Lebensfreude, Abenteuerlust und träumten von einer großen Reise, dem idealen Beruf oder waren das erste Mal verliebt.

Welche Visionen und Pläne hatten Sie für Ihr zukünftiges Leben als Sie 18 Jahre alt waren?

Achten Sie dabei auf Ihre Empfindungen und fragen Sie sich dann, was Sie sich heute wünschen und worüber Sie erfreut sein könnten?

Was hat sich von damals bis heute verändert, denn die Entwicklung mit den vielen Erfahrungen ist weitergegangen.

Nehmen Sie diese Lebendigkeit von früher noch wahr? Oder falls Sie jetzt nur traurig und resigniert seufzen oder Ihnen wirklich keine Wünsche einfallen, dann wird es Zeit, dass Sie in Ihrem Leben etwas verändern. Sie haben es nämlich verdient, zufriedener und mit mehr Freude zu leben!

Im folgenden Kapitel bekommen Sie praktische Hilfestellungen und eine Menge wertvoller Inspirationen, die Ihre Lebensqualität durch kleine, angenehme Veränderungen im Alltag sehr verbessern können. Wenn Sie es nicht alleine schaffen sollten, dann nutzen Sie die vielen Möglichkeiten, sich kompetente Hilfestellungen von Außen zu holen. Manchmal ist es viel leichter und macht sogar Freude, diesen Weg der positiven Veränderungen in einer Gruppe gleichgesinnter Menschen oder mit einer Vertrauensperson zu gehen.

Der Ausstieg aus dem Teufelskreis

Der erste Schritt

Schenken Sie sich regelmäßig Zeit und Muse für Ihre wirklichen, innersten Anliegen und Bedürfnisse, auch wenn es anfangs schwierig erscheint.
Wichtig wäre, dafür einen festen und verbindlichen Zeitpunkt auszuwählen. Betrachten Sie sich selbst wie eine der bedeutsamsten Persönlichkeiten dieser Welt, mit der Sie eine Verabredung treffen, um unaufschiebbare Dringlichkeiten zu besprechen.
Denken Sie immer daran, dass auch das Wohl Ihrer Angehörigen und Ihre berufliche Situation davon abhängig ist. Sie werden mehr Überblick und Klarheit über Ihre unterschiedlichen Lebensbereiche gewinnen und können so neue Weichen zur allgemeinen Verbesserung Ihrer zukünftigen Lebenssituation stellen.
Es sollte mindestens ein Mal pro Woche sein, wo Sie sich ungestört für mindestens 2 bis 3 Stunden zurückziehen. Richten Sie sich am besten einen schönen Platz mit einer angenehmen Atmosphäre für diesen kostbaren Zeitpunkt ein. Vielleicht mögen Sie zur Einstimmung Ihre Lieblingsmusik auflegen und eine Blume dabei anschauen, um inneren Abstand zum aktuellen äußeren Alltagsgeschehen zu bekommen.
Gönnen Sie sich mindestens 10 bis 15 Minuten Entspannung. Legen Sie Papier und Schreibstift bereit, lesen und beantworten Sie danach folgende Fragen, die Ihnen helfen sollen, Ihre wichtigsten Anliegen und Bedürfnisse bewusst zu machen.

1. Frage

Wie fühlt sich mein Körper gerade an, welche Signale können wahrgenommen werden?

Nehmen Sie sich ca. 10 Minuten Zeit, um nachzuspüren. Jede Empfindung ist wichtig und hat eine Botschaft für Sie. Schreiben Sie jetzt auf, was Sie genau wahrnehmen. Versuchen Sie alle Empfindungen, egal, ob diese nun angenehm oder schmerzhaft sind, ohne Bewertungen, einfach mit einer wohlwollenden inneren Einstellung zuzulassen. Ihr Körper verdient Wertschätzung und Dankbarkeit für all das, was er für Sie tut und geleistet hat.

2. Frage

Was braucht mein Körper gerade, um sich (noch) besser oder entspannter zu fühlen?

Nehmen Sie sich wieder ca. 5 bis 10 Minuten Zeit und legen Sie sich dabei auf den Boden, dehnen den Oberkörper und strecken dabei die Arme weit aus. Denken Sie jetzt an einen Baum, der seine Äste der Sonne entgegen streckt und atmen Sie tief ein und aus und stellen sich dabei vor, wie goldenes Sonnenlicht in Ihren Körper strömt und ihn vollkommen ausfüllt.

3. Frage

Bleiben Sie in der entspannten Haltung und schauen wie ein Beobachter Ihre private und berufliche Lebenssituation an. Lassen Sie die Bilder, wie in einem inneren Kino, einfach kommen und gehen, ohne sich dabei anzustrengen. Haben Sie bitte Geduld und nehmen sich genügend Zeit, wenn Sie anfangs verspannt und unruhig sein sollten. Mit der Zeit wird diese Kontemplation vertraut und angenehm sein.

Stellen Sie sich währenddessen folgende Fragen:
Wie geht es mir?
Worüber kann ich mich freuen, was baut mich auf?
Dann schauen Sie möglichst wertfrei die Schattenseiten an. *Wo sind ungelöste Konflikte, was macht mir Angst und Sorge?*
Setzen Sie sich nach einer Weile wieder aufrecht hin und schreiben alle Empfindungen, Gedanken und Eindrücke dazu auf.

a) Privater Bereich

positiv

negativ

b) Beruf

positiv

negativ

Nehmen Sie sich mindestens 20 Minuten Zeit.

4. Frage

Welche Menschen stehen mir nahe?

Wem kann ich vertrauen?

Fühle ich mich unterstützt oder verletzt?

Welches vorrangige Gefühl überwiegt in dieser Beziehung?

Was müsste geklärt oder besprochen werden?

Wünsche ich mir Veränderungen?
Wenn ja, welche?

Meine Wünsche an:

Meine Befürchtungen:

Möchte ich meine Anliegen vorbringen?
Wenn ja, wann genau und wie?

Welche Vertrauensperson(en) könnte(n) Hilfestellung geben?

Nehmen Sie sich mindestens 20 Minuten Zeit.

5. Frage

Wie gehe ich mit Lob und Kritik um?

*Wer schenkt mir Lob und Anerkennung?
Kann ich es annehmen?*

*Wer kritisiert mich und auf welche Weise?
Fühle ich mich verletzt? Wenn ja, warum?*

Kann ich Lob und Anerkennung schenken oder fällt es mir schwer?

*Wie übe ich Kritik?
Direkt, indirekt oder gar nicht?*

Habe ich Angst vor Ablehnung, wenn ich offen meine Meinung zeige?

Welchen Menschen möchte ich meine Zuneigung offener zeigen?

Fällt es mir leicht oder schwer?

Wo und bei wem müsste ich nein sagen und auf meine Grenzen achten?

Auf welche Weise könnte ich es tun?

Welche Beziehungen oder Situationen möchte ich beenden?

Wo und von wem könnte ich Unterstützung bekommen?

Nehmen Sie sich mindestens 20 Minuten Zeit.

6. Frage

Welche Herzenswünsche habe ich?

Prioritäten setzen:

Wem möchte ich Freude bereiten?

Wenn ja, wie und wann?

Schreiben Sie spontan auf - egal, ob Ihre Wünsche erfüllbar oder nicht erfüllbar sind.

Nehmen Sie sich ca. 10 Minuten Zeit.

7. Frage

Was bräuchte ich für meine Gesundheit, Entspannung und Lebensfreude?

Was könnte mir gut tun?

Wo erhalte ich Informationen?

Wer kann mich unterstützen?

Tue ich bereits etwas?
Wenn ja, reicht es aus?

Nehmen Sie sich ca. 10 Minute Zeit

8. Frage

Worunter leide ich zur Zeit?

Wann und in welcher Situation sind meine Beschwerden entstanden?

Habe ich Hilfe in Anspruch genommen?
Wenn nein, wo bekomme ich Unterstützung?

Wenn ja, bin ich mit dieser Unterstützung zufrieden?

Wenn nein, wo könnte ich noch besser und qualifizierter unterstützt werden?

Nehmen Sie sich ca. 10 Minuten Zeit.

Machen Sie jetzt eine Pause von mindestens 10 Minuten. Lesen Sie dann Ihre Antworten noch einmal in Ruhe durch. Machen Sie jetzt nach der Dringlichkeit Ihrer Anliegen eine Prioritätenliste. Lassen Sie sich genügend Zeit!

9. Frage

Was möchte oder muss ich sofort umsetzen?

Legen Sie den Zeitpunkt fest:

Wie möchte ich es tun? &
Was brauche ich für die Umsetzung?

Von wem oder wo bekomme ich Hilfestellung?

Nehmen Sie sich mindestens 20 Minuten Zeit.

Anschließend entspannen Sie sich noch einige Minuten und tragen Ihre neuen, und für Sie wichtigen Entscheidungen in den Terminkalender ein.

Diese regelmäßige Besinnungszeit wird Ihnen eine Menge innerer Entlastung, Inspiration und einen Zuwachs an Energie schenken. Sie werden mit der Zeit bemerken, wie Sie Ihr Leben immer mehr zu Ihrer Zufriedenheit gestalten können.

Der zweite Schritt

Wie oft geht, durch die Anforderungen der täglichen Pflichten, im Alltag der gegenseitige, vertrauensvolle Kontakt mit dem Ehepartner, Freund, Bruder, der Schwester oder auch dem Kind verloren?
Wachsende innere Distanz und seelische Isolation bauen sich auf und werden irgendwann zu einer trennenden Kluft zwischen Menschen. Mangelhafte zwischenmenschliche Kommunikation führt zu häufigen Missverständnissen, Enttäuschungen, Gleichgültigkeit oder aggressiver Gespanntheit (siehe Bilder 2, 3, 4).
Manchmal kann es aus diesem Grunde zu überraschenden Trennungen oder Verzweiflungstaten kommen, die auf den ersten Blick als etwas völlig Unverständliches erscheinen.
Zum Beispiel ist es besonders erschütternd, wenn Jugendliche aus behüteten Familien Drogen nehmen oder Suizidversuche unternehmen. Äußerlich betrachtet haben sie alles, was sie brauchen. Die Eltern kümmern sich aufopfernd und wollen nur das Beste für ihr Kind. Tabuisierte Konflikte in der Familie, wie zum Beispiel eine Ehekrise der Eltern, über die nie gesprochen wird, machen Angst und wirken wie ein unterschwelliger Sprengstoff, der eine offene und vertrauensvolle Kommunikation erstickt (siehe Bilder 2, 3, 4, 5).

Schockierend ist auch zum Beispiel, wenn ein Ehepartner, der sich über lange Zeit überfordert und frustriert fühlte, ohne Vorwarnung die Familie verlässt. Seine über längere Zeit angestaute, jedoch nie offen kommunizierte Verzweiflung und Wut wird später bei der Scheidung über den Rechtsweg zum Ausdruck gebracht. Für den ahnungslosen, verlassenen Partner und die gemeinsamen Kinder bricht eine Welt zusammen, die ihnen Jahre lang Schutz und Sicherheit gab.

Es kann nicht eindringlich genug betont werden, wie wichtig es ist, rechtzeitig und regelmäßig die Beziehungen zu den Menschen zu pflegen, die Ihnen wichtig sind! Viele Missverständnisse und unnötiges Leid könnten verhindert oder gemeinsam aus dem Weg geräumt werden.
Wie kann nun die Basis für eine befriedigende Kommunikation aufgebaut werden?

Das regelmäßige Zwiegespräch

Wenn Sie mehr innere Klarheit über sich selbst und Ihre persönlichen Anliegen gewonnen haben, dann laden Sie den Menschen Ihres Vertrauens ein, um sich gemeinsam über Ihre wichtigsten Herzensangelegenheiten auszutauschen.
Gestalten sie in einer ungestörten Umgebung eine gemütliche Atmosphäre.
Schenken Sie sich gegenseitig ca. 2 bis 3 Stunden Zeit. Ideal wäre einmal pro Woche und bei Zeitmangel wenigstens 1 - 2 Mal im Monat. Wichtig ist, dass ein verbindlicher Zeitpunkt dafür festgelegt wird. Diese einfache und sehr effektive Partnerübung ermöglicht Ihnen, mit etwas Geduld und Übung, in einer konstruktiven Art und Weise miteinander zu kommunizieren.

Dabei beachten Sie immer folgende Grundregeln:

a) Entscheiden Sie gemeinsam, wer von Ihnen beiden beginnen möchte, über seine inneren Anliegen zu sprechen.

b) Wichtig ist, dass der/die Zuhörer/in nur schweigend hinhört und eigene Meinungen, Anliegen und Be wertungen oder gar Vorwürfe unbedingt zurückhält.

c) Nur auf diese Weise geben Sie Ihrem Gegenüber die Möglichkeit, sich vertrauensvoll zu öffnen.

d) Betrachten und schätzen Sie die Offenheit Ihres Partners als ein kostbares Geschenk.

e) Bedanken Sie sich am Schluss für das entgegengebrachte Vertrauen

Beginnen Sie nun Ihrem(r) Partner(in) folgende Fragen zu stellen:

1. Ich freue mich, wenn Du mir sagst, wie es Dir jetzt geht.

2. Was beschäftigt Dich momentan?

3. Was hat Dich in letzter Zeit ...
   a) gefreut?

   b) geängstigt?

   c) verletzt?

4. Welche Wünsche hast Du?

5. Was möchtest Du gerne verändern?

6. Liegt Dir noch etwas auf dem Herzen?

Wenn Ihr Partner alles gesagt hat, dann bedanken Sie sich für seine vertrauensvolle Offenheit.

Machen Sie jetzt eine Pause von 5 bis 10 Minuten.

Lassen Sie alles, was Ihnen mitgeteilt wurde, auf sich wirken.

Nun fahren Sie beide mit dem Zwiegespräch in vertauschten Rollen fort.

Anschließend legen Sie wieder eine Schweigepause von 5 Minuten ein.

Gegenseitige Rückmeldungen

1. Tauschen Sie jetzt Ihre Empfindungen aus, die Sie jeweils in den beiden unterschiedlichen Rollen hatten.

2. Danach teilen Sie dem Partner mit, was Sie bei ihm wahrgenommen haben und geben ihm zu seinen Anliegen Ihre unterstützende Rückmeldung.

3. Bedanken Sie sich bei Ihrem Partner für die Rückmeldung, sobald Sie diese erhalten haben.

Nehmen sie sich 10 bis 20 Minuten Zeit.

Versuchen Sie während des Zwiegespräches, in die Rolle eines Forschers zu gehen, der das erste Mal ein unbekanntes, faszinierendes Land betritt und als Gast die Sitten und Gebräuche seiner Bewohner kennenlernt.
Sie werden überrascht sein, wie viel neue Facetten Sie bei sich selbst und Ihrem Partner durch diese regelmäßigen Zwiegespräche entdecken werden, von denen Sie bisher keine Ahnung hatten. Sie lernen sich auf diese Weise noch besser zu verstehen und auf einer tieferen Ebene kennen, was perspektivisch jeder Beziehung mehr Vertrautheit und Freude schenkt.
Auch Krisen und Konflikte können auf dieser Basis konstruktiv und leichter bewältigt werden.
Sollte die gegenseitige Verständigung zu schwer oder gar unmöglich sein, dann scheuen Sie nicht, so bald als möglich externe Hilfe in Anspruch zu nehmen.
Manchmal müssen erst die unbewussten Ursachen von

Blockaden, die durch Verletzungen in der Vergangenheit entstanden sind, erkannt und aufgelöst werden, um für eine angstfreie Kommunikation offen zu sein.

Zum Beispiel ist es in vielen Familientraditionen Tabu, über persönliche Gefühle und Wünsche zu sprechen. Diese Familienmuster verhindern, sich anderen Menschen gegenüber angstfrei offenbaren zu können. Oder in einem anderen Fall, wenn eine Person häufig Misstrauen und kühle Abgrenzung, statt liebevolle Nähe in seiner Partnerschaft und Familie leben möchte, weil sie als Kind auf ihre natürlichen Wünsche und Empfindungen zurückweisende Reaktionen oder harte Strafen ihrer Eltern erfuhr (siehe Bild 2, 3, 4). Hier wäre es unbedingt notwendig, gute professionelle Hilfe in Anspruch zu nehmen, um die Basis für eine offene, vertrauensvolle Kommunikation zu schaffen.
Die psychotherapeutische Einzeltherapie kann tief sitzende, teils unbewusste Ängste und Verletzungen aus der Kindheit lindern oder auch heilen.
Paar- und Familienberatungen bieten einen geschützten Raum, um die Ursachen von Kommunikationsblokkaden, gegenseitigen Missverständnissen und Verletzungen zu erkennen und aufzulösen.
Eine weitere unterstützende Möglichkeit wäre die Teilnahme an Gruppenseminaren. In einem geschützten Rahmen lernen Sie, auf konstruktive Weise mit anderen Menschen zu kommunizieren und Konflikte auszutragen. Besonders bereichernd dabei ist, seine Einmaligkeit und die des anderen zu entdecken und respektvoll anzunehmen. Pauschalisierungen, Gleichmacherei und Anpassungsdruck (*man sollte*, *man tut*... oder *tut nicht*...), die leider in vielen Lebensbereichen

verbreitet sind (siehe Bild 4: *Die Charaktermaske*), können abgelegt und überwunden werden. Selbst Fehler und persönliche Schwächen, die jeder Mensch hat, werden respektvoll angenommen. Gegenseitige Unterstützung, emotionale Wärme und Vertrauen in der Gruppe ermöglichen, innerhalb kurzer Zeit, mit anderen Menschen eine tiefe innere Verbundenheit zu erfahren. Alte, einengende Ängste und Schamgefühle, die hinter einer schützenden Maske verborgen sind, können schrittweise aufgelöst werden (siehe Bild 8, 9, 10).
Diese neugewonnene Offenheit durchbricht die trennende Schweigemauer zwischen Menschen und schenkt endlich innere Freiheit und Mut für neue, positive Lebensperspektiven in Familie und Beruf. Der wunderbare innere Lebensquell in jedem von uns wird auf individuelle Weise wiederentdeckt und erfahren.

Ein Gedicht zu diesem Thema

Von Elli Michel

Wo Du geliebt wirst, kannst Du getrost alle Masken ablegen,
Wo Du geliebt wirst, darfst Du Dich frei und ganz offen bewegen.
zählst Du nicht nur als Artist,
wo Du geliebt wirst, darfst Du so sein wie Du bist.

Wo Du geliebt wirst, musst Du nicht immer nur lachen,
darfst Du es wagen, auch traurig zu sein.
Wo Du geliebt wirst, darfst Du auch Fehler machen,
und Du bist trotzdem nicht hässlich und klein.

Wo Du geliebt wirst, darfst Du auch Schwächen zeigen
Oder den fehlenden Mut, brauchst Du die Ängste
Nicht zu verschweigen, wie das der Furchtsame tut.
Wo Du geliebt wirst, darfst Du auch Sehnsüchte haben,
manchmal ein Träumender sein, und für Versäumnisse,
fehlende Gaben räumt man Dir mildernde Umstände ein.

Wo Du Geliebt wirst, brauchst Du nicht ständig zu fragen
Nach dem vermeintlichen Preis. Du wirst von der Liebe
Getragen, wenn auch unmerklich und leis.

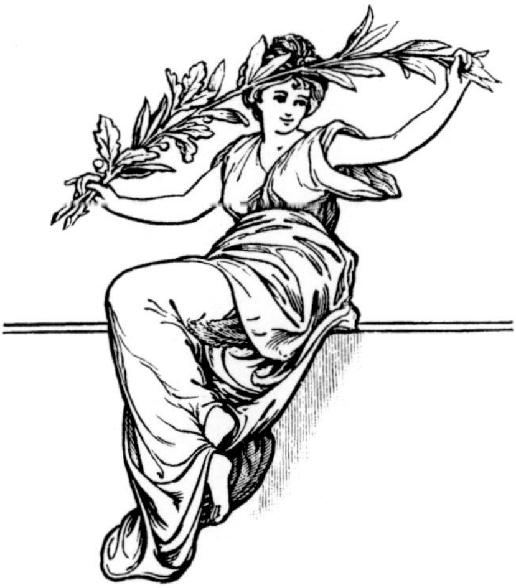

Die Bedeutung von Supervision als Seelenhygiene im Beruf

Wie in den früheren Kapiteln bereits beschrieben, bestimmt die Prägung aus der individuellen Lebensgeschichte eines erwachsenen Menschen sein persönliches Erleben und Verhaltensmuster in allen Lebensbereichen und damit auch im Beruf. Die psychische und gesundheitliche Stabilität jedes Einzelnen wird zusätzlich durch die äußeren, sozialen Strukturen seines beruflichen Umfeldes beeinflusst, was sich wiederum auf die Qualität der Beziehungen und Zusammenarbeit zwischen Berufskollegen, Mitarbeitern und Klientel auswirkt.
Destruktive Verhaltensmuster schaffen ein schlechtes Arbeitsklima und blockieren die gegenseitige Kommunikationsbereitschaft und unterstützende Zusammenarbeit. Motivationsverlust, gegenseitiges Misstrauen, Aggressionen, Rivalität, Machtkämpfe oder auch innerer Rückzug und Resignation sind Symptome ungelöster, vielschichtiger Konflikte. Regelmäßige Supervision kann die Ursachen von Belastungen in der beruflichen Situation bewusst machen, auflösen oder neue Perspektiven für eine notwendige Veränderung schaffen.

a) Einzelsupervision

In einer geschützten Atmosphäre können berufliche Konflikte und persönliche Anliegen verstanden und gelöst werden. Die eigene fachliche Kompetenz wird dadurch erhöht und effektiver eingesetzt. Es entwickeln sich wieder mehr Kreativität und Freude im Berufsleben, welche dabei helfen, die persönlichen Ziele nicht aus dem Auge zu verlieren, sondern schrittweise umzusetzen.

b) Team- oder Gruppensupervision

In einer Supervisionsgruppe lernt jeder durch die jeweilige Situationsanalyse und Konfliktbewältigung der anderen Teilnehmer. Gegenseitiges Verständnis, Offenheit und Unterstützung schaffen ein optimales Klima für konstruktive zwischenmenschliche Kommunikation und die Bereitschaft, persönliche Schwächen bzw. Fehler im Arbeitsbereich einzugestehen. Konfliktfähigkeit und positive Krisenbewältigung können so erfahren und erlernt werden.

An dieser Stelle möchte ich Ihnen durch drei verschiedene Beispiele einen konkreten Einblick in die Wirkungsweise von Supervision geben.

Beispiel 1

Frau H. (55 Jahre) kam völlig verzweifelt in meine Beratungspraxis.
Ihre berufliche Situation war seit zwei Monaten unerträglich geworden.
Seit 25 Jahren arbeitete sie in einer Firma und brachte immer vollen Einsatz.
Frau H. war eine pflichtbewusste, ehrgeizige Frau, die gerne Verantwortung übernahm und in der Vergangenheit von ihrem alten Chef viel Anerkennung und Vertrauen für ihr Engagement bekam.
Vor drei Monaten wurde ihr Chef pensioniert und sein Nachfolger, ein Mann von 35 Jahren, erlebte das

selbstbewusste und kompetente Auftreten von Frau H. als Bedrohung für seine Position als neuer Vorgesetzter. Er versuchte, ihr wichtige Informationen vorzuenthalten und ihren normalen Arbeitsablauf zu boykottieren. Ungerechtfertigte Abmahnungen und Angriffe verunsicherten Frau H. so sehr, dass sie am liebsten ihre Stelle kündigen wollte. Doch wo sollte sie in ihrem Alter wieder Arbeit finden und genügend Geld für den Lebensunterhalt verdienen?
Sie konnte nachts nicht mehr schlafen und wurde öfter krank.
Frau H. bekam durch die Supervision Einblick in die tiefe Angst ihres neuen Chefs, der mit allen Mitteln versuchte, seine neue Position zu sichern. Er war bei fast allen Mitarbeitern von Anfang an unbeliebt und kam in eine Außenseiterrolle.
Frau H. war total entlastet, als sie erkannte, dass ihr Chef mit seinen aggressiven Manövern seine Unsicherheit verdeckte, die ursprünglich überhaupt nichts mit ihrer Person zu tun hatte. Ihr Selbstvertrauen kam zurück, und sie hatte den Mut, mit dem neuen Chef offen über ihre gemeinsame Situation zu sprechen. Sie teilte ihm mit, dass sie ihn mit all ihren Kräften unterstützen wollte und großen Wert auf eine gute zukünftige Zusammenarbeit legte.
Außerdem zeigte sie Verständnis für seine schwierige Position als Nachfolger eines beliebten, alteingesessenen Chefs.
Frau H. berichtete mir später überglücklich, wie positiv ihre gemeinsame Aussprache verlief, und sie ihre geliebte Arbeitsstelle nicht verlieren musste.
Der neue Chef zeigte sich nach dem Gespräch sehr entlastet und bedankte sich für ihr Entgegenkommen

und verhielt sich von nun an Frau H. gegenüber respektvoll und kooperativ.

Beispiel 2

In einem anderen Fall kündigte eine 48- jährige Krankenschwester ihre Stelle in einem Krankenhaus, da Rivalität und aufreibende Machtkämpfe in ihrer Station nicht zu verändern waren. Eine konstruktive Zusammenarbeit zwischen Ärzten und Pflegepersonal war durch tägliche Grabenkämpfe nicht möglich.
Der Beruf als Krankenschwester bedeutete ihr aus ethischen Gründen sehr viel. Sie war nicht bereit, ihr Ideal, das zu ihrer Berufswahl führte, nämlich kranken Menschen wirklich sinnvoll zu helfen, nur wegen der schwierigen Arbeitssituation zu opfern.
Sie hatte den Mut, ihre vertraute Stelle nach zwölf Jahren aufzugeben.
Nach ihrer Kündigung übernahm sie zwei Monate später in einem anderen Krankenhaus die Position der Stationsschwester und war froh, endlich in einer positiven Atmosphäre ihren Beruf ausüben zu dürfen.

Beispiel 3

Hier geht es um die Teamsupervision von acht engagierten Sozialpädagogen einer kirchlichen Sozialstation für betreutes Wohnen. Ihre Klienten waren psychisch und teils physisch behindert oder sogar sehr krank.
Alle Mitarbeiter machten Hausbesuche, um nach dem gesundheitlichen und hygienischen Zustand ihrer Klienten zu schauen und ihnen bei der alltäglichen Lebensbewältigung zu helfen, wobei sie teilweise von

ihnen beschimpft oder rausgeworfen wurden.
Sie führten, wenn es möglich war, regelmäßig therapeutische Gespräche und organisierten Veranstaltungen, um ihnen die Wiederaufnahme von sozialen Kontakten zu ermöglichen. Oft verbesserte sich deren Zustand kaum oder es traten sogar dramatische Verschlechterungen auf.
Die Atmosphäre zwischen allen Kollegen war respektvoll und konstruktiv.
Jeder litt darunter, nicht wirklich helfen zu können. Gefühle von Ohnmacht und Resignation, angesichts des großen Leides und Elends ihrer Klienten, begleiteten sie tagtäglich. Die große Kluft zwischen Realität und Berufsideal führte zu Zweifeln an der eigenen fachlichen Kompetenz und am Sinn ihrer beruflichen Tätigkeit.
Für jeden Mitarbeiter der Sozialstation war es in dieser lähmenden Situation äußerst wichtig, die eigenen Vorstellungen über ein menschenwürdiges Leben dieser schwer psychisch erkrankten Personen, die oft nicht mehr zu sozialen Kontakten fähig waren, zu relativieren bzw. zu korrigieren.
Durch die regelmäßige Supervision konnten sie den hohen menschlichen Wert ihrer Aufgabe erkennen, nämlich für diese kranken Menschen wirklich innerlich da zu sein, sie mit ihrem Schicksal so anzunehmen und zu achten, wie sie waren, ohne den vorherigen, inneren Druck, eine tief greifende Veränderung ihrer erbarmungswürdigen Lebenssituation erreichen zu müssen.
Diese neue Einstellung führte bei allen zu einer großen, inneren Entlastung und dadurch zu mehr Gelassenheit im Umgang mit ihren Klienten. Sie brauchten

keine Wunder mehr vollbringen, sondern nur noch das tun, was möglich war.
Ich war tief beeindruckt, mit welch liebevoller Hingabe und neuem Engagement alle Mitarbeiter ihren Dienst an den schwerstkranken Patienten fortführten.

An dieser Stelle möchte ich noch die äußerst schwere und verantwortungsvolle Aufgabe von Polizisten ansprechen.
Anlässlich eines Einbruches in meinem Hause vor zwei Jahren erlebte ich, wie einfühlsam und psychologisch kompetent die Beamten der Kriminalpolizei und Spurensicherung waren. In einem persönlichen Gespräch erfuhr ich von dem Motiv ihrer Berufswahl, nämlich etwas Gutes und Sinnvolles für die Gesellschaft und ihre Menschen zu tun. Der Verdienst ist angesichts ihrer großen Verantwortung und dem lebensgefährlichen Risiko, dem sie oft ausgesetzt sind, zu gering und unangemessen. Polizisten sind tagtäglich mit den tiefsten Abgründen von menschlichem Leid und Gewalt konfrontiert und bräuchten dringend regelmäßige Supervision und persönliches Coaching, um die Fülle ihrer extrem belastenden Anforderungen zu bewältigen.

Der Ausweg aus der kollektiven Selbst- und Fremdzerstörung

Stellen Sie sich unsere Erde mit allen Kontinenten, Nationen und Lebewesen als einen riesigen Körper vor. Die verschiedenen Nationen wären die *Organe*: das Meer, die Seen und die Flüsse das *Blut*; die Gebirge, das Land die *Knochen*; die Vegetation die schützende *Haut*. Menschen und Tiere stellen die Zellen der Organe dar, von denen es abhängt, ob der gesamte Körper gesund und kraftvoll ist oder schwach und krank wird. Werden diese Körpersysteme durch zu große Belastungen, Auszehrung durch Raubbau, Verletzungen, Gifte oder falsche Ernährung geschwächt, können sie ihre natürlichen Funktionen nicht mehr ausüben. Daraus entstehen mit der Zeit Krankheiten und Degenerationserscheinungen, die im Extremfall zum Tode des lebendigen Organismus führen können.
Ein guter Arzt kennt die Natur des Körpers und seine Funktionen. Er weiß genau, welche Nahrung und Pflege er braucht, um gesund und funktionstüchtig zu bleiben. Bei einer auftretenden Krankheit müssen ihre Ursachen erkannt und die optimalen Heilungsbedingungen hergestellt werden, damit die ursprüngliche Harmonie und Gesundheit zurückkehrt (siehe Bild 9: *Die innere Heilung*).
Die erschreckende Zunahme von Gewalt, Krebserkrankungen und Umweltkatastrophen in unserer Zeit zeigen deutlich auf, dass die natürliche Ordnung zwischen Mensch und Natur immer mehr aus dem Gleichgewicht gerät und wie dringend Besinnung und Umkehr gefordert ist!
Jeder Einzelne von uns ist angesprochen, den größten

Schatz der Welt, seinen ursprünglichen, inneren Lebenskern, wieder zu entdecken und ihn zu einer kraftvollen Quelle von Gesundheit, Freude, Lebendigkeit, Kreativität, Erfüllung und liebevoller Mitmenschlichkeit werden zu lassen.

Denken Sie, liebe(r) Leser(in), immer daran, dass es nichts Wichtigeres für Sie als lebendige Zelle des Grossen und Ganzen gibt, als innerlich heil und glücklich zu sein. Es bedeutet konkret, sich von einengenden Mauern und lebensfeindlichen Mustern und Wertvorstellungen zu befreien, damit sich das Herz für die Fülle des Lebens wieder öffnen kann. Auf diese Weise entsteht eine neue, respektvolle Grundhaltung und Offenheit allen Mitmenschen, Tieren und der großen Natur gegenüber (siehe Bild 8, 9, 10).

Wir alle wissen, dass Verständnis, Liebe, gegenseitige Achtung und Mitmenschlichkeit dieses unersetzliche, heilende Lebenselixier für unsere Seele ist. Es steckt an und schenkt jedem in Ihrer Umgebung mehr Freude und neue Hoffnung. Umso mehr Menschen diese innere Umkehr zurück zur heilsamen Natur der menschlichen Seele vollziehen und weitergeben, desto mehr potenziert sich die Wirkung der *gesunden Zellen auf den kollektiven Weltorganismus*. Für mich ist dieser Weg eine wichtige und auf die Dauer sehr wirksame Möglichkeit, der weltweiten, kollektiven Krise mutig zu begegnen und die weit verbreitete Ohnmacht und Resignation, dass *man sowieso nichts machen kann*, zu überwinden. Wenn wir die Augen aufmachen, sehen wir deutlich, dass in allen sozialen Lebensbereichen, bishin zu Politik, Wirtschaft und Natur, Heilung und Rückbesinnung angesagt ist.

Also beginnen wir *jetzt* mit uns selbst und unserem Umfeld!

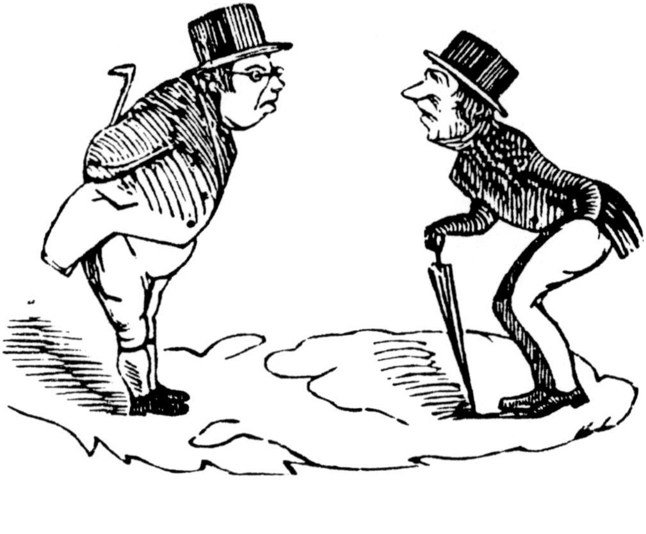

Leben und Handeln aus der inneren Lebensquelle

Machen Sie es zu einer Gewohnheit, sich selbst und Ihren Angehörigen jeden Tag, ganz bewusst, Wertschätzung und Liebe entgegenzubringen und kleine Freuden zu bereiten. Nehmen Sie sich zusätzlich vor, auch einem fremden Menschen etwas Gutes zu tun. Es kann ein freundlicher Gruß, ein aufmunterndes Wort oder eine hilfreiche Geste sein. Sie werden bald bemerken, wie viel Kraft und Freude diese neue, innere Haltung schenkt. Lassen Sie sich von der positiven Resonanz, die Sie erfahren werden, überraschen. Auf diese Weise vermehrt sich der Reichtum Ihrer inneren Quelle immer mehr, und Ihre Umwelt wandelt sich zu einer Oase von Vertrauen und Mitmenschlichkeit. Dieser gesunde Nährboden stärkt und unterstützt jeden Menschen optimal in seinen individuellen Entfaltungsmöglichkeiten (siehe Bild 1, 9, 10).

Gehen Sie also mit dem kostbarsten Gut dieser Welt - der Liebe und Achtung sich selbst, Ihren Kindern, Mitmenschen und der Natur gegenüber - kreativ und verschwenderisch um, denn es verändert und bereichert Ihr Leben!

Ein Aufruf an Vernunft und Menschlichkeit

Für alle Eltern, Erzieher und unseren Staat ist es die oberste Pflicht und Notwendigkeit, unseren heranwachsenden Kindern die Basis für ihre gesunde und positive Entwicklung zu geben. Das Wissen aus Psychoanalyse und Entwicklungspsychologie belegt schon seit Jahrzehnten, wie lebenswichtig die liebevolle Zuwendung der Eltern für das Kind ist. In den ersten drei Lebensjahren ist es entwicklungsbedingt auf die konstante Anwesenheit von Mutter oder Vater angewiesen. Erst nach dieser Zeit sind Kinder in der Lage, sich von ihren Eltern für einige Stunden zu lösen und, wie zum Beispiel im Kindergarten, außerhalb der Familie zu sein. Während der ersten Lebensjahre braucht das Baby und Kleinkind die ständige körperliche und seelische Nähe der Mutter oder einer liebevollen, innerlich zugewanden Bezugsperson aus der Familie. Es fühlt genau, ob es von seiner Mutter erwünscht ist oder nicht - und das in jedem Augenblick! Das Kind braucht das Gefühl, eine Quelle von Freude und Glück für die Mutter und Umgebung zu sein. Dazu gehört die symbiotische, gegenseitige Verbundenheit mit ihr.
Übernimmt nun eine außenstehende, fremde Pflegeperson die Betreuung des Babys bzw. Kleinkindes, wird die natürliche Symbiose gestört. Ein Wechsel der Bezugspersonen und die damit verbundenen Trennungserfahrungen, wie zum Beispiel von Pflegemüttern, Kindermädchen oder Erzieherinnen, werden als äußerst schmerzhaft erlebt und erschüttern das kindliche Urvertrauen.
Wie in Bild 1-4 dargestellt, entstehen aus dieser Fehlentwicklung die unterschiedlichsten Verhaltensstörun-

gen und Krankheitssymptome, die das Leben des Kindes und seine Umgebung oft lebenslänglich belasten.

Am schlimmsten ist es, wenn Kinder, wie zum Beispiel in Heimen, ohne aufrichtige Liebe nur verwahrt und nach äußeren Regeln behandelt werden.
Dieser quälende, unaussprechliche Schmerz wandelt sich zwangsläufig sehr schnell in Angst, Rachegefühle, Depressionen und grundsätzliches Misstrauen.
John Bowlby, ein bekannter englischer Kinderpsychiater und Psychoanalytiker, forschte im Auftrag der Weltgesundheitsorganisation 1950 über Entwicklungsschäden bei Kleinkindern und deren lebenslängliche Folgeerscheinungen durch fehlende mütterliche Zuwendung. Die Forschungsergebnisse über Entwicklungsschäden und Persönlichkeitsstörungen liegen vor.

Er appellierte schon damals vehement an Eltern und Gesellschaft, alles zu tun, dass Kinder für ihre seelische und geistige Gesundheit die notwendige Fürsorge der Eltern in der Familie erhalten.
Intimität und der persönliche, innige Bezug zu Mutter und Vater können von fremden Pflegepersonen, die außerhalb der Familie sind, nicht ersetzt werden.

Leider gibt es die unterschiedlichsten Notsituationen, in denen Mütter oder Väter ihr Kind nicht selbst betreuen können und eine Pflegestelle oder Krippe in Anspruch genommen werden muss. Besonders hier sollte darauf geachtet werden, dass Kinder, die ihre Eltern öfters entbehren und dadurch belastet sind, achtsam behandelt und individuell gefördert werden.
Trotz allem sollte unser Staat die Eltern mit allen Mit-

teln unterstützen, um die Fürsorge innerhalb der Familie für die Kinder weitestgehend zu ermöglichen. Ich erlebe des Öfteren in meiner Praxis, dass viele Menschen ein Leben lang leiden, weil ihre Kindheit und Jugend den materiellen Wertvorstellungen der Eltern geopfert wurde. Arbeiten beide Eltern zum Beispiel, machen Karriere und organisieren nur noch ihr eigenes Leben und das ihrer Kinder, so fehlt die notwendige Zeit und Muse für eine echte gegenseitige, innerpsychische Bezogenheit. Die Seele des Kindes verhungert und leidet trotz der Fülle von materiellern Geschenken, organisierter Dauerbetreuung und Freizeitgestaltung (siehe Bild 2, 3, 4).
Denken wir jetzt einmal an die Kinder aus den ehemaligen kommunistischen Ländern, wo die meisten Mütter berufstätig waren und ihre Babys in staatlichen Krippen betreuen ließen. Später wurden sie ganztags in Kindergärten, danach in Schulen und Kinderhorten abgegeben. Der Staat übernahm die Erziehung, was ideologisch auch beabsichtigt war. Der Verlust an emotionaler Bezogenheit in der Familie degradierte die Eltern und Kinder zu grauen, resignierten Befehlsempfängern, die stumm ihrer Arbeit nachgingen. Die Routine ihres mechanisierten Tagesablaufes führte zur inneren Erstarrung und Selbstentfremdung ihrer eigentlichen Persönlichkeit.
Zahlreiche Menschen versuchten unter Lebensgefahr, aus diesem Gefängnis zu flüchten und ließen Heimat, Angehörige und Freunde zurück. Wie sollten diese Menschen, die von ihrem Staat über Jahrzehnte eingesperrt und manipuliert wurden, nach der Wende plötzlich selbstbestimmt leben?
Die Ideologie einer jeden Diktatur rechtfertigt ihre, auf

Angst basierende Machtbesessenheit, durch scheinbare, hohe ethische Ideale. Die Versklavung und Quälerei von Menschen wurde über Jahrtausende bis in die heutige Zeit in fast allen Kulturen und Religionen mit bestem Gewissen gerechtfertigt (siehe Bild 4: *Vor falschen Heiligen wird gewarnt*).
Das kommunistische System brach zusammen. Die Mauer in Berlin fiel 1989, da die natürlichen Grundbedürfnisse des Menschen nach freier Entfaltung und Mündigkeit offensichtlich nicht länger unterdrückt werden konnten.
Unsere westliche, kapitalistische Kultur bietet dem Bürger scheinbar mehr Freiheit, individuelle Entwicklungsmöglichkeiten und soziale Sicherheit.
Doch entgleist dieses ursprünglich positive Fundament unserer Demokratie immer mehr zu einer manipulierenden Diktatur von Konsum und Wirtschaftsmonopolen. Ein zunehmender Werteverfall unserer christlich-abendländischen Kultur führt zu Orientierungslosigkeit und zunehmender, seelischer Verrohung. Die zartesten Glieder unserer Gesellschaft, die Kinder, könnten mit der Zeit zu Opfern von neu erdachten Erziehungs- und Schulsystemen werden, die wie Lernfabriken den Machtkonzernen einer globalen Welt entsprächen.
Kinder aus allen Gesellschaftsschichten, die nicht in das Raster einer wirtschaftlichen Systementwicklung passen, werden ausgegrenzt und haben wenig Bildungs- und Entwicklungschancen in einer Welt von erfolgsorientiertem und rücksichtslosem Karrierestreben. Drogen- und Alkoholkonsum, Rechts- und Linksradikalismus, sowie Jugendkriminalität sind Ausdruck ihrer Not und Hoffnungslosigkeit.
Machen wir uns unbedingt bewusst, wie kostbar und

schicksalbestimmend das Leben aller Kinder ist! Sie haben das Recht auf liebevolle Fürsorge, damit sie sich ihrem Wesen entsprechend positiv entfalten und als zukünftige Erwachsene für die kommenden Generationen eine hoffnungsvolle, menschenwürdige Welt gestalten können.

Durchbrechen wir nach 1989 die Mauern in uns selbst, damit die hoffnungsvolle Wende zu einem konstruktiven und sinnerfüllten Leben eingeläutet werden kann.

Liebe - die einzige Hoffnung

von Bhikkhu Sanghasena

Liebe ist ein kleines Wort, aber es enthält alles.

Es gibt keine größere Macht
als die Macht aufrichtiger Liebe.
Liebe ist so groß und weit -
sie kann nicht mit Worten erfasst werden.
Alle Anstrengungen, die Macht der Liebe
in Worten zu erklären, sind vergeblich.

Es gibt keine Höhe,
die von der Kraft der Liebe nicht übersprungen,
keine Krankheit, die von wahrer Liebe nicht geheilt,
keine Mauer, die von wahrer Liebe
nicht niedergerissen werden kann.
Die Macht aller Waffen
ist wirkungslos gegen die Macht der Liebe.

Jede Liebe gelingt, wenn ihre wirkliche Liebe
das Lieblose einschließt.
Liebe ist eine Sprache, die auch Stumme sprechen
und Taube hören können.
Liebe ist eine Blume,
die im Garten deines Herzens wächst.

Wenn dein Herz voll Liebe ist,
ist die Welt voller Schönheit.
Wenn dein Herz erfüllt ist von Hass,
ist die Welt voll Elend.

Der einsamste Mensch der Welt ist der,
dessen Herz ohne Liebe ist.
Wir fühlen uns einsam,
weil wir Mauern bauen statt Brücken.

Liebe ist das größte Wunder.
Es gibt kein anderes Wunder, als das Wunder der Liebe.

Lasst uns
die große, umfassende und reine Liebe entdecken.
Lasst die reine Liebe,
die alle Schranken zwischen Hautfarben, Rassen,
Kulturen, Religionen, Konfessionen,
Sprachen und Nationalitäten beseitigt,
unsere Herzen mit Licht erfüllen.

Lasst diese große Liebe leuchten
in alle Räume des Universums.
Lasst die Religion der großen Liebe unsere Religion sein.
Lasst die Gesellschaft der Menschlichkeit
unsere Gesellschaft sein.
Lasst die Rasse des Mitgefühls unsere Rasse sein.
Lasst die Nationalität der Liebe
unsere Nationalität sein.
Liebe für alle und Hass für Niemanden!

Mögen es allen Wesen gut gehen und sie glücklich sein!

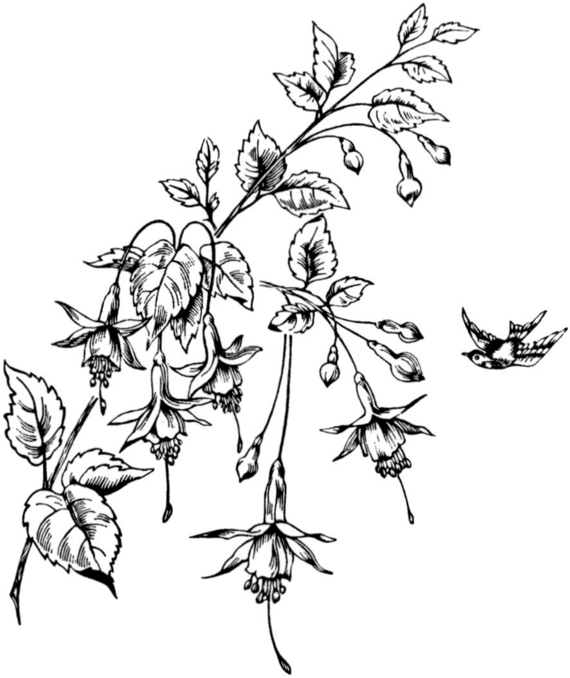

Wissenswertes

Mir ist es ein großes Anliegen, jedem Menschen, der den Wunsch oder gar die Sehnsucht nach dauerhaftem Glück und mehr Lebenssinn in sich trägt, diesen wirksamen *Zauberschlüssel* - die ILIOS – Methode - zu überreichen.
Dieser Schlüssel führt direkt zur größten Schatzkammer der Welt *-der innersten Quelle in uns selbst-*, mit der wir alle von Natur aus geboren werden. Sie wartet darauf, endlich wieder in uns befreit zu werden und unser Leben zu erfüllen. Diese Quelle ist durch nichts und niemanden auf dieser Welt ersetzbar.

Der Begriff Sehnsucht bedeutet Suche nach etwas sehr Existentiellem, was scheinbar verloren gegangen ist. Wenn wir dieses wirklich dauerhaft erfüllende Lebenselixier in uns selbst gefunden haben, dann ist die endlose, zermürbende Suche und Sucht nach dem flüchtigen und trügerischen Glück im Außen beendet.

Wie Sie die ILIOS – Methode erfahren und erlernen können.

1. Vorträge

Diagnose Krebs
Wege aus der Angst und Hoffnungslosigkeit

Einblick in das Zusammenwirken von Psyche und Tumorentstehung (Psycho-Onkologie)

Präsentation der ILIOS – Methode

2. Gruppenseminare:

ILIOS
Der Weg zur inneren Heilung und Findung des Sinns

Dieses Wochenendseminar richtet sich an alle, die mit Hilfe der ILIOS - Methode ihre innere Lebensquelle finden und erfahren möchten. In einer geschützten und unterstützenden Gruppenatmosphäre von max. 18 Teilnehmern entsteht ein besonderer Schutzraum, der von Verständnis, Einfühlung und Achtung für jeden einzelnen Menschen und dessen Einmaligkeit geprägt ist. Es entsteht dadurch das Gefühl von innerer Verbundenheit und Wärme zueinander, was die Basis meiner Arbeit ist.
Jeder macht sich auf den Weg, seine eigene innere Lebensquelle zu finden und zu befreien.

Modul I *für Einsteiger*
Finden und Erfahren der inneren Quelle
Modul II *für Fortgeschrittene*
Umgang mit der inneren Quelle
Modul III *für Fortgeschrittene*
Integration der inneren Quelle im alltäglichen Leben

3. Psychologische Einzelsitzungen
bei Krebs, psychosomatischen Erkrankungen, Depressionen, Krisen und Sinnfindung

4. Coaching und Supervision
für Ärzte, Therapeuten, Lehrer, Erzieher, Hebammen und Menschen in sozialen Berufen

5. Fortbildung
für Ärzte, Therapeuten, Pädagogen und Menschen in sozialen Berufen mit abgeschlossener Ausbildung.

Erlernen der ILIOS – Methode
Sie erhalten einen wirksamen psychologischen Schlüssel, der einen direkten Zugang zu Ihrer eigenen Kreativität schafft und gleichzeitig zu mehr Kompetenz und Sicherheit im Umgang mit Menschen führt.

6. Beratungskreis für Eltern
Kompetent und reflektiert
Eltern werden oder sein

Beratung für Eltern oder Alleinerziehende bei Erziehungs- und Schulproblemen der Kinder

Beratung für werdende Eltern bei Depressionen in der Schwangerschaft und nach der Geburt

Kontakt und weitere Informationen

Ursula von Maltzahn

Diplom- Pädagogin & Autorin

Frankfurter Netzwerk ILIOS - Methode

Verfahren nach Grundlagen
der humanistischen Psychologie
Psychoanalyse und Gesprächstherapie

An der Nachtweide 34a
60433 Frankfurt am Main

fon	0049 - 69-51 07 22
fax	0049 - 69-95 10 28 91
e-mail:	info@rosa-sanat.com
homepage:	www.rosa-sanat.com

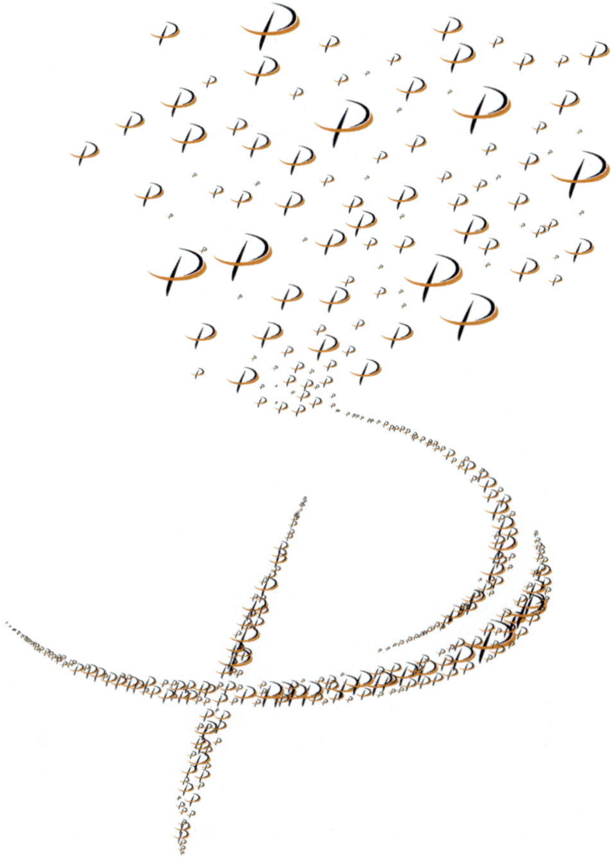